U0278399

A Guide to Learning Readiness Training in
Early Behavioral Intervention for Children with Autism

孤独症儿童早期干预
准备行为训练指导

朱　璟　邓晓蕾　胡志芬
廖庆文　魏旭林　张芳萍　◎著

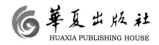

华夏出版社
HUAXIA PUBLISHING HOUSE

序　言

　　《孤独症儿童早期干预准备行为训练指导》一书是我们自 2016 年开始在"谭仪行为咨询"微信公众号平台上发布的系列训练指导文章的合集。2015 年，我国有了第一批本土培养的美国行为分析师委员会认证的助理行为分析师（BCaBA）。到 2016 年，我国也仅有十几位认证助理行为分析师，专业机构更是屈指可数。记得那个时候给家长讲孤独症儿童早期干预的相关内容，我不敢提应用行为分析（ABA）的密集训练，因为当时国内还没有这样的土壤，我若是建议了反而会让大家不知道该何去何从。

　　那时我萌生了一个念头：如果我把早期干预中需要做的项目整理出来，写成具体的教案，是不是就可以帮助很多得不到专业支持的家长和孩子们。同时，如果让获得助理行为分析师认证的老师们参与这个活动，既可以让他们得到进一步的培训，去思考一些最贴近实践但在课堂上学不到的东西，也可以更好地让大家认识应用行为分析的专业认证系统。我很快便把这个想法付诸实践，于是有了谭仪的志愿者写作团队，也有了我们的公众号平台。

　　写作团队由我带队，其余的五位老师均有认证助理行为分析师证照。大家利用工作之余开展研讨和写作。至成稿，公众号累积了一百多篇专业文章，每一篇文章背后都是老师们几十个小时的工作量。我们先定课题，然后我和分到课题的老师讨论文章中要包含的内容和细节，由他们负责完成初稿，我负责文章的初审。大幅度的修改在所难免，有时整篇文章几乎是逐字逐句修改，只为了尽可能地把所要考虑的每一个项目的细节都罗列清楚。修改后的文章再由老师们整理，在整理的过程中，他们可以学习和掌握如何进行项目设计。整理好的每一篇文章都要求至少三位老师审阅，将细节不断修正后才会定稿。老师们轮流负责公众号文章的排版和编辑，之后文章还需至少三位老师审阅，才会最终发布。

　　最初，每周一更的频率着实让我们精疲力尽，工作至凌晨两三点是我们的常态，毕竟白天大家都有自己的工作。然而，日日攀升的平台关注数量，又让我觉得不能辜负了大家。我抛出了橄榄枝，又岂能虎头蛇尾，半途而废？志愿者团队是我组织起来的，大家不计付出地跳进了这个"坑"里，我总不能扭头就把这个坑给弃了。随着时间的推移，团队成员时不时地发生变化，但我们的团队一直都在，守着初心去实现最初许下的承诺。

六年来，我们撰写了准备行为、基础认知、基础语言、基础数的技能和小学一年级数学这五个专题的训练指导文章。在未来，我们将计划完成小学一年级语文、基础社交游戏和基础生活自理这三个专题的训练指导文章的撰写工作。

这些年来，我们经常在后台收到留言，询问是否能向我们购买训练手册，以方便阅读。随着教学经验的积累，我们也对部分课题文章的内容做出了调整与更新。现在，我们将这本《孤独症儿童早期干预准备行为训练指导》呈现给大家，希望能被更多有需要的家长和老师看到，也希望能帮助到更多的孩子。

朱　璟

2022 年 8 月 12 日

目　录

表格清单

绪　　论

建立准备行为的必要性

在早期干预中，我们很容易看到孤独症儿童与典型发育儿童在学习能力上的不同。小龄的典型发育儿童在自然环境中就能学习，他们对环境中的新鲜事物、他人都很感兴趣，会去自己探索，会模仿他人的行为去操控环境，会跟随大人的引导去学习。很多行为只需要家长稍加引导，孩子就能够做得有模有样。孤独症儿童则正好相反，他们常常只盯着自己感兴趣的物件，以相对单一的方式玩耍。当家长要教他们正确的玩玩具的方式时，他们可能会躲避，因为这与他们固有的玩耍模式不同。更重要的是，孤独症儿童与他人的互动程度极低，家长很难吸引他们的注意力。不论家长说什么，他们似乎都置若罔闻，自然环境下的教学也就很难开展。

在一对一的训练环境，我们根据生长发育的里程碑为孤独症儿童设置了个性化的目标。但是，如果他们不知道"如何去学"，那么训练效果就会受到极大的影响。孤独症儿童常常缺失的学习的准备行为有：

安坐能力

很多家长说自己的孩子多动，即使是坐下来，身体也会不停地扭动，手上总是有很多小动作，其中大部分动作并没有实际功能，这些动作也就是我们常说的自我刺激行为。如果孩子无法安坐，始终在从事他感兴趣的事情，那么我们就很难吸引他们的注意力，更不用说让他们专注地学习。所以，在介入干预时，我们首先要让孩子能坐下来，保持正确的坐姿，减少或消除小动作，这样才有可能把孩子的注意力引导到学习上。

注意力

孤独症儿童的一个常见特征是他们对被叫自己的名字没有反应，并且极少愿意去看人。应名和目光接触是人与人互动时的基本反应。孩子在听到自己的名字后能看向他人，并且在互动过程中能保持或时不时地与对方有目光接触，这是我们判断孩子的注意力是否投放的最主要标准。如果我们无法锁定孩子的注意力，当我们给出指令或进行教导时，我们就无法判断他们是否在听、在学，教学的效率自然也就无法得到保障。

观察能力

几乎所有的学习项目都需要孩子对特定的事物进行观察，比如观察教学材料、观察老师的示范动作等。孤独症儿童对新鲜事物并不一定感兴趣，对于指令"看"也没有自然的反应，因此，在对其教学中他们常常会出现无动于衷的情况。这时，老师不得不对孩子提供辅助。但是，如果孩子仅依赖老师手把手的辅助做出反应，没有主动去观察，也就没有思考的机会。这样的教学模式，最终可能造成孩子对辅助产生依赖。一旦老师没有提供辅助，孩子就无法独立完成任务，那么也就无法真正掌握要学习的技能了。

听者反应

由于孤独症儿童缺失对他人的兴趣，所以在成长过程中，大人与他们的互动几乎可以用"有去无回"来形容。长此以往，他们的听者反应自然也无法建立起来。在学习某种技能或行为时，我们需要孩子根据教导者给出的指令做出相应的反应，以此来判断如何给予他们进一步的指导（辅助），同时也以此来判断他们是否掌握了或建立了该种技能或行为。当孩子听到指令，并在不需要教导者给予任何提示的前提下，可以独立做出指令要求的动作，我们就可以说他们是"理解"指令的，并且是能够听从指令的要求的。因此，要让孩子进入学习状态，我们需要先帮助孩子建立"指令—反应"（听到指令后立即做出反应）的行为模式，教学活动才能顺利开展。

除了以上指出的这些，很多孤独症儿童也不具备基础的准备行为，比如模仿和配对。这些准备行为的缺失，造成孩子无法学习或学习效率低下。因此，在早期干预的第一个阶段，我们要检查孩子是否已经具备了学习的准备行为。

撰写本书的目的是向大家介绍如何帮助孩子建立学习的准备行为，这将有助于后期训练项目的顺利开展，并且提高训练的有效性。书中包括 12 个无门槛的训练课题，这些训练课题不需要孩子具备其他的准备行为就可以学习。需要注意的是，如果孩子不满 2 岁，安坐和杯下寻物训练的要求对他来说可能过高，不适合马上展开练习。

回合式教学

在准备行为的系列训练①中，使用最多的是回合式教学（DTT）。在这里，我们对 DTT 做一个简单的介绍。

DTT 的无错误教学程序

DTT 由一系列简单的教学回合组成，每一个回合 5～20 秒。每一个 DTT 的教学回合包含五大元素：指令（区辨刺激）、辅助、反应、结果、回合间停顿。根据辅助方式不同，DTT 可分为无错误教学（从多到少地撤除辅助）和错错辅助（从少到多地给予辅助）这两种训练方式。在准备行为的训练中，由于孤独症儿童还不具备学习的能力，所以我们大多使用的是无错误教学的方式。DTT 无错误教学程序见表 1。

表 1. DTT 无错误教学程序

步骤	说明
获取孩子的注意力。	• 孩子与老师有短暂的目光接触。 • 如果孩子已经看向老师或在观察教学材料，则不需要操作此步骤。
1. 指令：教导者呈现区辨刺激/发出指令。	• 每个回合的指令只说一次。 • 指令简单且一致。 • 教导者需发音清晰，使用室内音量，如有必要，说关键词时可提高音量。
2. 辅助：按教学计划提供相应的辅助，帮助孩子做出正确反应。	• 为避免孩子出现错误反应，教导者需及时提供辅助。
3. 孩子做出反应。	• 如果孩子做出正确反应，进入步骤 4。 • 如果孩子做出错误反应，进入错误纠正程序。
错误纠正程序	
JC-1. 教导者阻止孩子的动作。	• 不要让孩子在有明显的错误倾向后仍然完成全部动作。
JC-2. 教导者要求孩子安坐，然后重新获取孩子的注意力。	

---

① 注：在本书中，训练指的是以教导一个行为为目标展开的教学项目，阶段指的是在训练中分为不同的学习阶段。比如一步指令是一个训练，这个训练里包括拍手、举手、摸头、叉腰等多个指令，可将这些指令分为不同阶段，每个阶段教 3 个指令。

（续表）

步骤	说明
JC-3. 教导者重新发出指令，与之前出现错误反应的回合的指令保持一致。	
JC-4. 教导者马上给予辅助（0秒延迟①）。	• 可以给予全辅助，也可以在之前的辅助基础上提高介入程度，但需要确保给予的辅助能让孩子做出正确反应。
4. 结果：跟随孩子的正确反应，教导者给予夸奖和强化物。	• 夸奖需及时，与孩子的反应0秒延迟。 • 夸奖时需具体描述孩子的正确反应。 • 在孩子反应后尽快给出强化物，一般不超过2秒。
5. 回合间停顿：孩子消耗强化物（食物、饮料等）或贴代币，教导者记录数据，并准备好下一回合的教具。	• 根据具体的教学安排，调整回合间停顿的时长。 • 针对注意力容易分散的孩子，建议使用较短的回合间停顿时间。

DTT 的教学注意事项

事先准备好教学材料

很多训练项目都涉及教学材料的呈现，以配对完全相同的物品为例，在教学时，孩子需要观察桌面上呈现的三个物品，然后将手中的样品与桌面上与其完全相同的物品放到一起。

在发出指令之前，教导者需要先将物品呈现在桌面上。呈现时注意以下要点：

• 将物品水平呈现在孩子面前，物品之间间隔5厘米左右，且全部在孩子视觉观察的范围内，即孩子不需要大幅度转头就可以看到全部物品。

• 物品呈现的位置不宜离孩子太近，避免让孩子低头去看。

• 物品呈现的位置也不宜离孩子太远，以孩子伸手能拿到为参考标准。

• 每个回合前需要改变物品的摆放位置，避免因物品摆放在同一位置而使孩子有连续超过两次的正确反应，孩子应以物品作为参照完成配对指令。

• 将配对物品随意摆放，避免孩子因配对物品摆放在某个位置而做出正确反应获得强化物。

在发出指令前先确保获取孩子的注意力

在发出指令前，教导者可以通过叫名的方式先锁定孩子的注意力。对于还未建立

---

① 注：0秒延迟，又称0秒延宕。

叫名反应的孩子，可以使用强化物加叫名的方式来吸引孩子的目光。孩子是否看向教导者是我们用来判断孩子是否能听到教导者指令的依据，否则，在孩子未做出正确反应时，我们无法判断是因为他们不会，还是因为他们完全没有听到指令。

确保孩子听完指令后再做出反应

有的孩子在教导者的指令还未完的时候就会做出反应，这分为两种情况。一种情况孩子是完全不听，只做出形式上的反应。比如，在区辨配对的项目中，孩子一看到教导者呈现出图片，就随手去拿物品。因为对于孩子而言，只要他拿取物品，就有可能获得强化物。在这种情况下，孩子有拿对（猜对）的可能，但并没有真正掌握技能。另一种情况是孩子听到指令的其中一个字就马上做出反应，很有可能他的反应也是对的。比如，教导者说"找一找苹果"，孩子在听到教导者说"苹"的时候，已经伸手去拿苹果的图片。抢先于指令的行为虽然不影响当前的训练结果，但会影响未来的训练。以后孩子听到的指令会越来越长，比如在多重线索区辨配对的项目中，我们给孩子的指令是"拿红色的正方形"，如果孩子只听到"红"就做出反应，那就很有可能出错。所以，我们从一开始训练的时候，就需要孩子养成听完指令再做出反应的行为习惯，以确保教学的效果。

及时辅助

我们经常发现家长或老师在孩子的反应偶尔正确后就期望孩子能独立做出反应，从而大幅度延迟辅助，造成孩子在学习中频频出错。这一情况不仅耽误了孩子的学习进程，同时也增加了孩子因大量出错而产生的挫败感。另外，由于强化被延迟，孩子的问题行为也随之增加。

在无错误教学中，我们使用从多到少逐渐撤除辅助的方式来确保孩子行为的建立与巩固。辅助的方式和程度在每个项目中都有具体的规定。一般而言，在新介入一个训练项目时，我们先使用全辅助、0秒延迟的方式，即在指令下完之后，马上给予孩子完整的辅助，帮助他做出正确反应。施以辅助后略加停顿，通过观察孩子的反应倾向来决定辅助持续的时间。辅助给予的时间点参考以下三个标准：

1. 等待的时长最多不超过2秒，即如果孩子在2秒内未做出反应，教导者需给予辅助。

2. 确保孩子在每次训练中保持较低的错误反应率（建议低于20%）。错误率过高可能造成孩子形成"错误反应（随便反应）—辅助下正确反应"的错误反应模式，从而降低孩子的学习速度，甚至可能造成孩子无法学会的结果。

3. 如果孩子的错误反应率一直是0，说明教导者的辅助给得过快或过多了，孩子没有出错的机会，也意味着孩子没有独立做出反应的机会。过多的辅助也会降低孩子的学习速度，同时可能造成孩子对辅助形成依赖。

确保孩子在反应时观察物品

在教学中我们发现，有一些孩子在反应时不观察物品。比如，在区辨训练中，教导者发出拿苹果的指令，孩子伸手去拿图片（无论这张图片是否代表苹果），他的头却转向一边或完全未看图片。如果此时教导者发现孩子去拿的这张图片是错误的，及时地提供了肢体辅助，确保了孩子的正确反应（拿取了正确的图片），但由于孩子未做观察，还是无法达到原有的教学目的。通常，有这一反应特征的孩子，项目的学习效果会比较差。针对这一类孩子，我们会在发出指令后观察孩子的反应。如果孩子看都没看就做出反应，教导者需要引导孩子"先看再拿"。

及时强化

有效的强化需要紧紧跟随目标反应。在孩子做出正确反应后，教导者需要及时给予强化，包括口头夸奖与强化物。

• 口头夸奖在孩子做出正确反应后马上给予，但需要注意是在孩子完成完整的动作之后，而不是孩子刚做出反应时。教导者的口头夸奖给得过早，可能造成孩子停止当前尚未完成的动作。比如，在进行模仿训练时，教导者示范了拍手的动作，目标行为是要求孩子快速连续拍手三次。当孩子在拍了一下之后，教导者如果已经开始夸奖，孩子很有可能就停止动作，不再去完成接下来的动作。

• 口头夸奖时需要具体描述孩子的反应，不能只是简单地说"对了！""真棒！"，比如在配对项目中，教导者在夸奖时需要说："对了，它们是一样的。"在一步指令的项目中，教导者在夸奖时需要说："对了，你拍手了。"

• 由于教导者需要有一个拿取的动作，所以强化物的给予会略有延迟，但建议不超过 2 秒。教导者在训练开始前需要先将强化物准备好（比如将食物切成小块），放在方便拿取的容器中。我们需要避免在孩子做出正确反应后，教导者从袋子里掏出强化物，当着孩子的面掰成小块再给孩子这种情况。这样做不仅耗时，而且也可能引发孩子的问题行为。

需要注意，教导者一定要先给予强化物，然后再去记录数据，以避免进一步延迟强化物的给予。

准备行为训练中的辅助方法

在教学中，教导者会使用不同的辅助方法来帮助孩子做出正确反应。在准备行为的系列训练中，主要使用肢体辅助、手势辅助和示范辅助三种方法。注意，辅助发生在指令完全结束后，一般不会与指令同时出现。

肢体辅助

肢体辅助指的是教导者手把手地帮助孩子做出要求的动作。比如，在进行一步指令的训练时，教导者在发出"拍手"的指令后，双手各握住孩子的一只手，辅助其做出拍手的动作。再比如，在配对的训练中，教导者在发出"一样的放一起"的指令后，用手拉着孩子拿着样品的手，辅助孩子把样品和桌面上一样的物品放到一起。

辅助渐褪

教导者可以使用两种方式来辅助渐褪，一种是从多到少地撤除辅助，另一种是按需给予，也叫渐进式引导。

从多到少地撤除辅助是指在刚开始的时候给予孩子最多的辅助，在确保孩子反应正确率的前提下，按计划减少辅助。一般情况下，教导者可以从给予辅助的动作的完整度上进行变化：教育者给予全辅助→在需要给予辅助时，教导者辅助一半的动作（即手把手带着孩子做一半动作，剩下的动作让孩子尝试独立完成）→在需要给予辅助时，教导者辅助目标动作的起始动作→完全撤除辅助（无辅助）。其中的"一半"还可以有更多的划分，比如从帮助孩子完成 3/4 的动作减少到一半再减少到 1/4 的动作。要注意的是，辅助始终是从多到少地去减少，而不是想给多少给多少。

在使用渐进式引导的方法时，教导者先是观察孩子在听到指令后是否做出反应，如果没有，则用手轻触孩子的手或将手悬浮在孩子手的上方，如果孩子依旧未做出反应，教导者手上轻微用力去辅助孩子。比如，在辅助孩子拍手的时候，教导者先观察孩子听到指令后有没有做拍手的动作。如果孩子没有做，教导者手把手地把孩子的手合到一起，看孩子是否会继续做拍手的动作。如果孩子在没有辅助的情况下又停了下来，教导者再辅助拍的动作。

手势辅助

手势辅助指的是教导者用手指指向目标物品。比如，在做配对训练时，教导者在发出"一样的放一起"的指令后用手指指着桌面上与样品完全一样的那个物品。

辅助渐褪

在撤除辅助时，教导者可以使用辅助时间延迟和缩短手势指示时间这两种方法。

辅助时间延迟，是指在发出指令后，教导者不马上给予辅助，而是先观察孩子的反应，当发现孩子有明显的出错倾向时，教导者再提供辅助。如果孩子无反应，教导者最多等待 2 秒，然后提供辅助。

缩短手势指示时间，是指在给出手势指示后，教导者保持手势指示的时长。一般情况下，可按以下级别进行辅助渐褪：手指指向物品直至孩子完成动作（全辅助）→在需要给予辅助时，手指指向物品，在判断孩子的反应为正确（还未做完）后移开手指→在需要给予辅助时，手指指向物品，停留 1 秒，判断孩子已经观察到物品后移开手指→完全撤除辅助（无辅助）。教导者可以根据孩子的特定需求来增加或减少辅助的分级。

表 2. 缩短手势指示时间的辅助渐褪举例

辅助级别说明	配对实例
1. 全辅助：手指指向物品直至孩子完成动作，不使用时间延迟。	● 在发出指令后，教导者手指指向目标物品，直到孩子把手中的样品和目标物品放在一起，教导者将手收回。
2. 级别 1：手指指向物品，在判断孩子的反应为正确（还未做完）时移开手指。使用时间延迟，在需要时给予辅助。	● 当判断孩子有出错倾向时，教导者用手指指向目标物品。当孩子把手中的样本移到了目标物品处，开始放这一动作时，教导者将手收回。
3. 级别 2：手指指向物品，停留 1 秒，判断孩子已经观察到物品后移开手指。使用时间延迟，在需要时给予辅助。	● 当判断孩子有出错倾向时，教导者用手指指向目标物品，停留 1 秒，在孩子拿着样品的手朝目标物品移动时，教导者将手收回。
4. 无辅助。	

示范辅助

示范辅助是指教导者做出要求孩子做的目标动作。比如，在一步指令的训练中，教导者在发出"拍手"的指令后，示范目标的拍手动作。

辅助渐褪

在撤除辅助时，我们使用辅助时间延迟和减少示范动作这两种方式。

减少示范动作指的是教导者逐渐降低示范动作的完整度。一般情况下，可按以下级别进行辅助渐褪：教导者示范完整的动作（全辅助）→在需要给予辅助时，教导者在示范一半动作后停止示范→在需要给予辅助时，教导者示范目标动作的起始动作→完全撤除辅助（无辅助）。教导者可以根据孩子的特定需求来增加或减少辅助的分级。

表 3. 减少示范动作的辅助渐褪举例

辅助级别说明	一步指令（拍手）实例
1. 全辅助：教导者示范完整的动作，不使用时间延迟。	• 在发出指令后，教导者示范完整的拍手动作（连续拍三次手）。
2. 级别 1：教导者在示范一半动作后停止示范。使用时间延迟，在需要时给予辅助。	• 当判断孩子有出错倾向时，教导者拍一下手，然后停止。
3. 级别 2：教导者示范目标动作的起始动作。使用时间延迟，在需要时给予辅助。	• 当判断孩子有出错倾向时，教导者举起两只手，手心相对，保持 1 秒。
4. 无辅助。	

建立与孩子的教学互动

初介入早期干预的孩子的最大问题是他们与教导者之间没有互动。教导者叫孩子的名字，孩子毫无反应，听到指令也不会去执行。他们就好像把自己封闭在自己的世界里，外界的一切都与他们无关，教学当然也无从下手。所以，第一步我们要建立与孩子的教学互动，关键在于"互动"，也就是教导者说什么，孩子都能做出相应的反应。当然，如果孩子主动向教导者提出要求，教导者也会给予回应。

针对 3 岁以下，得不到偏好物会哭闹的儿童

第一步：在初介入干预时，教导者要先跟孩子玩，建立与孩子的熟悉度。在玩的时候，教导者先跟随孩子，观察孩子在玩什么，然后模仿孩子的玩法一起玩，同时可以给予孩子一些口头的点评和夸奖。

第二步：当孩子不排斥教导者时，教导者可以通过快速地拿走和交还孩子的偏好物来帮助孩子建立"东西被拿走时不哭闹"的行为。教导程序参考课题 3，但在执行时要比课题 3 的操作速度更快，达到出其不意的效果。具体而言，教导者找到孩子玩玩具的中间停顿点，发出指令"先把××给老师吧"，同时收走孩子手上的玩具。收走之后，孩子通常的反应是看向教导者或马上想要伸手拿回去，一般不会立即出现高强度的哭闹行为。教导者在收走孩子的偏好物之后不需要停顿，在孩子还没反应过来要去抢或叫的时候，教导者马上把东西还给孩子，同时说"那么乖就给老师啦，那再给你玩"。练习几次之后，孩子在教导者把东西拿走的时候，会自然地出现一个等待教导者把东西还给他的行为。因为过去的经验告诉他，东西被拿走了是会马上被还回来的，所以等待是最自然的反应。

第三步：当孩子出现"等待"反应，比如看向教导者或安静地坐着等时，教导者就可以插入一个简单指令，如"拍拍手"。插入的指令必须是教导者可以非常快地通过全肢体辅助帮助孩子完成的。这样做的目的在于：（1）延长孩子等待的时间；（2）孩子可以做一个简单任务（类似教学回合），而不是真的学会做某个任务。所以，在插入指令时，教导者不需要等待孩子的独立反应，直接给予辅助帮助孩子完成任务后马上把他喜欢的东西还给他，整个过程为 2~3 秒钟。如此，我们在形式上就完成了一个完整的教学回合。

当教导者可以用正常的速度来执行第三步的操作，即一个回合大概在 5~7 秒内完成时，就说明孩子已经准备好接受教学项目的训练了。

针对 3 岁以上，得不到偏好物会哭闹的儿童

3 岁以上的孩子，由于他们的问题行为的强化历史比小龄孩子的要长，问题行为发生的可能性会更大，问题行为一旦发作之后，其强度和持续时间也会更长。而且，3 岁以上的孩子也更具备坐下开展学习活动的潜在能力。所以，我们对 3 岁以上孩子进行安坐和配合度训练时，要求会比对小龄孩子略高一些。

在干预介入初期，我们仍需花时间和孩子玩，以建立教导者和孩子之间的熟悉度。教学项目的安排也是以玩为主，穿插少量可直接提供辅助且能快速完成的教学项目。同时，可以直接开展等待偏好物和交还偏好物的训练。

如果教导者不擅长应对孩子哭闹的问题行为，或者家长舍不得让孩子哭，可以参考 3 岁以下儿童的干预方法，但建立孩子的配合度所花费的时间会多很多。

得不到偏好物也不会出现问题行为的儿童

对于不会出现问题行为的孩子，我们可以直接介入教学。根据不同年龄的孩子的能力，个性化地设置孩子的教学项目。

● 3 岁以下儿童：玩玩具与教学项目各占一半，桌面、地面和活动形式的教学穿插进行，每次分别持续 10~15 分钟。

● 3 岁及 3 岁以上儿童：以认知项目为主，穿插游戏、精细动作、生活自理项目。具体各类项目的配比按照孩子的具体干预目标决定。

3 岁以下儿童早期训练环境安排建议

小龄孩子的训练可以结合桌面、地面和活动这三种形式来展开。桌面是指让孩子

坐在桌前，教导者最好坐在孩子的对面，这样孩子看人、看物的时候不需要转头，视线在人与物之间的转换相对容易，同时也方便教导者提供辅助。我们可以和孩子在桌面上开展配对、区辨这一类有规则地呈现教学材料的训练项目，也可以和孩子玩玩具。在地面上，我们更多开展游戏类和玩玩具的项目，也可以进行一些对教学材料没有特别要求的项目，比如大动作模仿、一步指令、精细手部动作等。当然，对于其中的一些项目，如果坐在椅子上（不隔着桌子），其完成效果会比在地面上更好。另外，我们还可以设置一些让孩子在走动中就可以完成的项目。比如，教孩子蹲下、转圈、跳一跳这类大动作模仿项目。再比如，我们可以在配对项目中使用形态较大的物品（球、毛绒玩偶、抱枕），需要孩子拿到物品后走两步去放，这样就自然地为孩子提供了活动的机会。

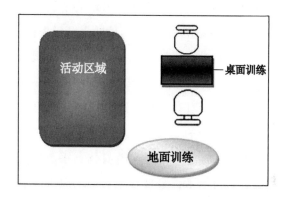

　　按上述的训练安排，我们可相应地设置这三大块训练环境：桌椅环境、地毯环境和活动环境。每块区域的特征会让孩子在进入该环境时就做好参与相应训练的心理准备，有助于提高孩子的学习配合度。需要注意的是，场地间的转换不是在孩子明显表现出对当前环境的厌烦时才发生的，而是需要事先做好规划。在规划时，可以遵从以下基本原则：

　　● 孩子在每个训练环境中停留的时间不超过 15 分钟，也可以短至 5 分钟，必须是在孩子情绪好时由老师主动控制转换时间点。

　　● 在每个训练环境中穿插开展孩子喜欢的和对他来说有困难的项目，避免让孩子觉得某个环境中学习的都是有难度的任务，其他环境中都是好玩的任务。

课题 1　安坐

在干预中，我们发现部分的孩子很难保持身体的稳定，手、脚、躯体始终都有各样的动作。当老师要求孩子坐正、放好手脚的姿势时，孩子即便在老师的辅助下短暂地做出动作，但也无法保持几秒。在训练中常常出现的情况是老师刚辅助孩子把手放好，孩子的身体已歪倒，调整了孩子脚的位置，他的手已经去找摸其他的东西。

有的家长会问，孩子一定要坐得很端正地去学习吗？典型发育儿童也要到幼小衔接的年龄才会有端坐的要求。事实上，这个训练的目的并不是"端坐"，而是"安坐"。一字之差，其意义就不同。我们的训练目标并不在于孩子坐得姿势有多端正，而是在于孩子能安静地坐几秒。这里的"安静"是指孩子不出现手与脚的动作。因为当孩子手脚有动作的时候，他们的注意力是伴随着身体与手脚的动作而转移的。身体歪了或倒下了，孩子视线的方向自然不再是坐在正对面的老师或桌面上的教学材料。他的注意力当然也不在老师的身上，而在于自己所从事的动作上。孩子的注意力不在，教学活动自然也就无法开展。

遇到这样的孩子，我们会通过专门的训练来提高孩子对自身身体、手脚的控制能力，达到至少保持 5 秒钟的稳定度。选择 5 秒作为目标，是因为这个时长足以让我们完成一个回合的练习项目。当孩子具备这个能力后，我们可以安排孩子在其他的训练项目中使用这个技能。这里的关键点在于老师在展开其他训练项目时仍然对孩子保持安坐的要求。如果老师可以持续关注并要求孩子的安坐行为，那么孩子所表现出来的就不再是单个的 5 秒钟安坐，而是多个连续 5 秒钟的安坐。随着孩子高质量地完成大部分的训练回合，我们会发现孩子在教学中的安坐质量越来越高，保持的时间越来越长，孩子的学习配合度自然越来越好了。

训练一　保持安坐 1 秒钟

目标行为

- 当教导者帮助孩子安坐后，孩子能保持 1 秒钟。

  *坐好：孩子屁股完全与椅子接触，双脚并拢，脚底接触地面，身体坐直，正面朝向教导者和桌子。

  *手放好：孩子前臂完全交叠放在桌面上，手部放松，没有小动作。

教学材料

- 计时器。

教导程序

表 4. 保持安坐 1 秒钟的教导程序

步骤	说明
1. 教导者与孩子面对面坐在桌子两边。	
2. 教导者发出指令"坐好"，同时帮助孩子将坐姿和手的姿势调整至要求的标准。	
3. 教导者发出指令"保持住"，在孩子保持坐姿的前提下按下计时器（倒计时为 1 秒钟）。	• 将计时器呈现在孩子面前，让孩子看到。
4. 教导者辅助孩子维持坐姿。	• 如果在计时器响之前，孩子身体出现大幅度的扭动，或者手未按要求放好，教导者按停计时器（一般很少发生），给予反馈："你没有保持坐好哦，我们要重来了。" • 该回合记录为错误反应，回到步骤 2 开始新的回合。
5. 在计时器响起时，教导者马上夸奖孩子"真棒，你坐得很好！"同时给予一个代币奖励。	
6. 教导者记录数据。	• 当孩子集满约定数量代币时可用其交换强化物。如果强化物是食物，等待孩子吃完食物（口腔清空）；如果强化物是玩具，让孩子玩 8~10 秒钟后收回。
7. 重复步骤 2~6。	• 每次训练 10 个回合。 • 一天可进行多次训练。

辅助与辅助渐褪

• 肢体辅助：教导者手把手辅助孩子把手放好。

• 辅助渐褪：渐进式引导。教导者维持辅助姿势，但放松手上的力度，发现孩子的手有动的倾向时，再加大手上的力度。在练习过程中，教导者以最小力度的辅助确保孩子在计时期间保持手放好的姿势就可以。练习一定次数后，教导者在帮助孩子调整好坐姿后可以不再提供肢体辅助，即教导者的手完全不接触孩子，孩子可以保持安坐 1 秒钟。

数据记录

• 正确反应：在计时期间，孩子独立保持安坐。

• 辅助下的反应：在计时期间，孩子在辅助下保持安坐。

• 错误反应：在计时期间，孩子身体出现大幅度扭动，手离开要求放好的位置。

• 正确反应百分比 $= \dfrac{\text{正确反应的回合数}}{\text{总回合数}} \times 100\%$

完成标准

• 连续两次训练（跨两天）的正确反应百分比达到 80% 以上。

训练二　保持安坐 5 秒钟

目标行为

- 当教导者帮助孩子安坐后，孩子能保持 5 秒钟。（本训练中对坐好与手放好的要求与训练一的要求相同）。

教学材料

- 计时器。

教导程序

- 与训练一的教导程序完全相同，但是不再让孩子看计时器，而是要求孩子能看向教导者。
- 要求孩子看教导者并不作为目标行为，但在安坐的过程中，教导者会在孩子的视线转移时提醒孩子看过来。该设置是为了避免孩子在持续安坐的过程里走神，从而出现自我刺激或神游的行为。

辅助与辅助渐褪

- 与训练一的辅助与辅助渐褪完全相同。

阶段设置

- 逐渐增加孩子安坐的时长，每次增加的幅度依据孩子的能力决定，一般每个阶段增加 1~2 秒钟。
- 选择阶段目标的标准：孩子在当前目标下，正确反应百分比不低于 50~60%。

数据记录

- 正确反应：在计时期间，孩子独立保持安坐。
- 错误反应：在计时期间，孩子身体出现大幅度扭动，手离开要求放好的位置。
- 正确反应百分比 $= \dfrac{\text{正确反应的回合数}}{\text{总回合数}} \times 100\%$

完成标准

- 连续两次训练（跨两天）的正确反应百分比达到 80% 以上。

安坐训练的必要性

在介入早期干预时，家长和老师们第一个遇到的问题就是孩子不肯坐下来学习。有的孩子是完全不愿意坐下来，有的则是无法久坐，没几分钟就会跑开去做自己喜欢的事。这种状态导致计划好的教学项目没有办法顺利开展。

我们需要从不同的角度来看安坐这个问题。一方面，我们不应该认为小孩子是不具备安坐能力的。在幼儿会站会走之前，他们首先学会的是坐。他们坐着吃、坐着玩，所以坐下是孩子在发育过程中的一个必备能力。我们所遇到的问题不是孩子不坐，而是孩子不会根据我们的指令坐，更不会坐着来完成我们给的练习任务。

另一方面，我们也需要考虑孩子的年龄。小龄孩子确实不具备长时间安坐的能力。他们最自然的行为是跑跑坐坐，其注意力一般不会专注在一个活动上过长的时间，也就不会保持长时间的安坐状态。但3岁以上的孩子已经具备一定的安坐能力了，也可以专注于一个活动一小段时间。所以，我们对不同年龄的孩子要有不同的安坐要求。

无论对于什么样的孩子，持续安坐都是一个在成长过程中慢慢习得并通过强化来巩固维持的行为。对于发育儿童而言，家长和孩子坐下来一起玩，玩的时候家长就可以随机地教导孩子一些技能。在这个过程里，与大人的互动是孩子喜欢的，学了新技能是孩子觉得骄傲的，孩子坐下的行为自然也就得到了强化，慢慢能坐下的时间就会越来越长，甚至孩子会主动找家长陪自己坐下玩。

对于孤独症儿童而言，由于他们对他人的兴趣相对较弱，所以与大人的互动可能无法成为他们的兴趣点或强化物，自然的教学互动模式也较难建立。更重要的是，孤独症儿童在认知发展上的落后、学习能力上的欠缺，大大降低了自然教学的效率，这样会造成他们发育落差的不断加大。为了帮助孤独症儿童更有效地学习，我们需要他们能踏实地坐下来，配合教导者的要求去完成一系列枯燥重复的学习活动。

在早期干预中，针对不同年龄、不同能力的孩子，我们对其提出不同的安坐要求。

● 3岁以下的孩子：早期干预的训练项目包括认知和游戏的教学，此类项目以建立孩子与他人的互动为主要目的。因此，我们并不需要孩子长时间地坐在桌面前，可以适当穿插地面训练及活动训练的教学项目。

● 3岁以上、5岁以上的孩子：持续安坐时间应保持在20~30分钟。大部分的孩子通过个性化的教学设置就可以顺利达到这个要求。

● 5岁及5岁以上的孩子：他们面对的是入学的挑战，对其安坐的要求会更高，持续安坐时间应保持在45~60分钟。

课题 2　等待偏好物

　　小龄孩子在看到自己感兴趣的东西时，就会伸手去拿，在他们拿不到的时候，就会哼唧、哭闹。这时家长会去观察孩子想要什么，然后把东西给孩子，孩子马上就会停止哭闹。在这个过程里，孩子学会了通过哭来表达需求、实现需求。可以说哭是孩子在成长过程中第一个提要求行为。随着孩子渐渐长大，他们慢慢学会通过用手点指来表达自己想要什么。在孩子会说话之后，语言成为孩子表达需求的最主要手段。语言的发展虽然减少了孩子用哭来表达需求这一行为，却不会减少孩子在得不到的时候用哭来表达"我就是想要"的行为。

　　得不到就哭闹的行为需要分开两种情况来干预。第一种是不能等待，指的是孩子想要的东西并不是不能给，而是需要一点时间。比如孩子想要吃酸奶，但妈妈想要把刚从冰箱里拿出来的酸奶放至常温后再给孩子，孩子稍等几分钟就可以得到。第二种是不能获得，指的是当下孩子想要的东西是家长无法满足的。比如在飞机起飞的那段时间里，所有的电子产品都需要关闭，这时家长就无法满足孩子想要玩手机的要求。两种情况需要孩子具备的技能不同。第一种只需要孩子具备等待的能力，而第二种则需要孩子具备接受拒绝的耐受力。后者显然比前者的要求更高、建立的难度更大。

　　在早期干预的训练中，教导者给孩子准备他们喜欢的各种东西。如果孩子看到偏好物就马上想要得到，自己去拿，教导者不给就开始哼唧哭闹，那么训练课程就无法顺利地展开。在这里，这些东西并不是不能给孩子，而是需要孩子能稍微等待，所以属于上面提到的第一类情况。因此，我们只需要通过训练帮助孩子建立等待偏好物的能力，这个问题也就迎刃而解了。

训练一　看到偏好物等待 1 秒钟

目标行为

● 当孩子看见偏好物，能安静地等待 1 秒钟，等待过程中不出现伸手拿的动作及哼唧的行为。

教学材料

● 孩子偏好的物品 3~5 种、计时器。

*所选择的偏好物按孩子的偏好程度分类，从偏好程度低的物品开始介入，然后逐渐转向偏好程度高的物品。

需要注意的是，所使用的偏好物必须是孩子看到后就会伸手来拿，并且在不给予时就会坚持想要的。如果所使用的偏好物是孩子得不到也无所谓的，那么孩子在面对这个偏好物的时候可能是不会出现问题行为的，也就达不到干预的目的了。

教导程序

表 5. 看到偏好物等待 1 秒钟的教导程序

步骤	说明
1. 教导者和孩子面对面坐，可以隔着桌子。	
2. 教导者呈现 1 个偏好物在孩子面前，同时发出指令："等……"	● 初介入训练的时候，教导者可以将偏好物拿在手里，避免出现和孩子抢东西的情况。 ● 当孩子看到东西不会迅速去拿的时候，教导者就可以把偏好物放在桌面上。 ● 偏好物呈现在桌面上的时候，教导者不要以双臂围拢呈现防范的姿态。
3. 如果孩子出现伸手去拿偏好物的动作，教导者马上辅助孩子把手放下，同时再次口语提示："等……"	
4. 在孩子把手放好的时候（或教导者在辅助时感觉不到孩子的对抗行为），教导者按下计时器（倒计时为 1 秒钟）。	● 对于小龄的孩子来说，因为他们完全没有等待的概念，可能一开始等不到 1 秒钟，所以可以先不用计时器。在操作时，教导者在孩子伸手时把孩子的手压下，同时发出指令："等……"，略一停顿后马上给予反馈："你等了哦，给你玩！"同时把东西给孩子。

（续表）

步骤	说明
	• 这样，孩子完全没有哭闹的机会，教导者就有机会强化孩子"安静等待"的行为。当孩子建立了安静等待和得到偏好物之间的联系，再设置计时器。
5. 当计时器响起时，教导者马上夸奖孩子："你有安静地等，现在可以玩了。"同时把偏好物递给孩子，然后按停计时器。	• 如果计时过程中孩子的手没有放好，重新计时。
6. 教导者记录数据。	• 如果偏好物是食物，给孩子消耗食物的时间，等待孩子吃完食物（口腔清空）；如果偏好物是玩具，让孩子玩 8~10 秒钟后收回。
7. 重复步骤 2~6。	• 每次训练 10 个回合。

辅助与辅助渐褪

• 肢体辅助：教导者手把手辅助孩子把手放好。

• 辅助渐褪：渐进式引导。教导者维持辅助姿势，但放松手上的力度，发现孩子有伸手拿偏好物的动作倾向时，再加大手上的力度。教导者以最小力度的辅助确保孩子在等待期间保持手放好的姿势。练习一定次数后，教导者不需要提供肢体辅助，孩子就可以安静地等待，不出现伸手拿偏好物的行为。

数据记录

• 正确反应：在等待期间，孩子没有出现伸手去拿的动作，且不伴随其他问题行为，比如哼唧。

• 错误反应：在等待期间，孩子出现伸手拿或抢的动作，或出现其他问题行为。

• 正确反应百分比 $= \dfrac{孩子安静等待的回合数}{总回合数} \times 100\%$

完成标准

• 连续两次训练（跨两天）的正确反应百分比达到 90% 以上。

训练二　看到偏好物等待 5 秒钟

训练一的目的是帮助孩子建立"等待"和"得到"之间的联系。当孩子明白了等待就能得到想要的东西之后，自然就不会出现抢和哭闹的行为。然而只等待 1 秒的能力无论是在训练环境还是在日常生活中都不具有实际的作用与意义。在训练环境中，孩子需要在积累 3~6 个代币之后才能接触强化物，这要求孩子能等待 2~3 分钟的时间。我们可以继续通过不同阶段的训练来帮助孩子逐渐提高等待的能力。

训练二的目标是将孩子的等待时间延长至 5 秒钟，这个时长基本可以完成一个简单回合的训练，比如一个大动作模仿的回合。本阶段的训练程序与训练一的基本相同，唯一的区别就是等待的时长（计时时间）。教导时需注意以下事项：

• 已经完成训练一的孩子，在看到呈现的偏好物时应该已经不会出现伸手拿的动作。所以教导者可以将偏好物呈现在桌子中间（孩子面前），要求（辅助）孩子把手放好之后就按下计时器。

• 根据孩子的能力逐渐延长等待的时间。有的孩子需要一秒一秒地增加，比如，前一阶段是等 1 秒，下一阶段先增加到 2 秒，然后 3 秒，以此类推，最终增加到 5 秒。有等待能力的孩子则可以加大幅度，比如先增加到 2 秒，然后直接增加到 4 秒或 5 秒。

• 在计时器响之前，孩子出现伸手拿的动作，教导者阻挡并按停计时器，告诉孩子要等一等。该回合记录为失败（错误反应），然后重新开始新的回合。

• 如果在训练中发现孩子在规定时间内无法安静地等待（正确回合百分比低于50%）且频繁发生，说明目前设置的等待时间过长，需要降低标准。

完成标准

• 连续两次训练（跨两天）的正确反应百分比达到 90% 以上。

训练三　在等待偏好物时插入指令

在进行等待偏好物的训练时，其他的准备行为训练项目是同步展开的，并不需要等本项目完成之后才开始。不能等待的问题行为通常出现在孩子看到偏好的物品，想要拿却拿不到时，所以教导者可以先通过预防措施来避免或减少问题行为发生的可能性，也就是说先不把偏好物放在孩子看得见的地方。当然，我们不可能一直把孩子喜欢的东西藏起来，所以还是需要教孩子在看到喜欢的东西时，可以按捺住想得到的冲动、保持平静，同时还可以专心去做一些其他的事情。

训练三的目标是让孩子在看见偏好物的情况下，可以安心做一些任务，然后才得到自己喜欢的东西。训练三使用塑造的方法。一开始的时候，孩子只要完成 1 个简单指令就可以获得偏好物。然后逐渐增加对孩子行为的要求，最终实现孩子可以至少完成 3 个简单指令（获得 3 个代币）才能获得偏好物这一目标。在完成本阶段的训练目标之后，孩子也就进入正常的学习状态了。

教导程序

表 6. 在等待偏好物时插入指令的教导程序

步骤	说明
1. 教导者和孩子面对面坐，偏好物放置在桌面上孩子看得到的地方。	● 偏好物不再需要放在孩子面前。
2. 教导者获取孩子的注意力。	
3. 教导者发出 1 个指令，然后辅助孩子完成指令。	● 如果发出的指令是孩子不会的，教导者要马上辅助孩子执行指令。
4. 当孩子执行指令后，教导者马上夸奖孩子（明确描述孩子做了什么），然后把偏好物给孩子。	
5. 教导者记录数据。	● 如果偏好物是食物，给孩子消耗食物的时间，等待孩子吃完食物（口腔清空）；如果偏好物是玩具，让给孩子玩 8~10 秒钟后收回。
6. 重复步骤 2~5。	每次训练 10 个回合。

阶段设置

● 阶段一：发出 1 个简单指令（可辅助完成）。

- 阶段二：连续发出 3 个简单指令（可辅助完成）。

- 阶段三：发出 3 个简单指令，每完成 1 个指令后给予 1 个代币（可辅助完成），并要求孩子贴代币。

注意事项

- 针对等待时间不能太长的孩子，教导者在做这个项目时不要纠结孩子能否独立完成指令。教导者应及时给予辅助帮助孩子完成，让孩子可以尽快得到偏好物，既能够帮助孩子建立听从指令和偏好物之间的关联，又可以避免因长时间得不到偏好物而可能引发的问题行为。

- 随着孩子等待能力的提升，教导者可以逐渐放慢发出指令的速度。当教导者能够按正常速度发出 3 个指令，且在孩子每完成 1 个指令后给予 1 个代币，孩子集满 3 个代币可以交换强化物时，就进入正常教学的流程了。

数据记录

- 正确反应：从教导者呈现偏好物开始，孩子能一直保持平静，并完成教导者发出的指令（包括辅助下完成）任务。

- 错误反应：从教导者呈现偏好物开始，孩子出现伸手拿偏好物或哭闹、尖叫等问题行为。

- 正确反应回合百分比 $= \dfrac{\text{孩子平静完成指令的回合数}}{\text{总回合数}} \times 100\%$

完成标准

- 连续两次训练（跨两天）的正确反应百分比达到 90% 以上，则进入下一阶段，直至完成最后阶段的训练。

课题 3 交还偏好物

在早期干预中，强化物的使用已经被广为接受。正确反应后跟随强化结果，可以增进正确反应在未来的发生频率。孩子越多使用正确行为，这个行为就渐渐被掌握并巩固下来。然而面对初介入训练的孩子，特别是小龄孩子，教导者经常碰到强化物收不回来的情况。教导者说："时间到了，还给老师"，孩子对指令置若罔闻；当教导者辅助孩子交还的时候，孩子紧紧拿住东西不松手，甚至出现抢、哭闹等发脾气的行为。其实这一类行为并不只在上课的时候才发生，在日常生活里，家长也一样发现喜欢的东西到了孩子手里就很难安稳地拿回来。

"看到喜欢的东西就抢"和"喜欢的东西到了手里就不肯放下"并不是在训练环境中才首次出现的，而是在孩子的成长过程里、在日常生活中已经被长期强化的行为。只不过在生活中必须让孩子停止活动的情况发生得比较少。大部分的时候，家长觉得再让孩子玩一下也无所谓，或者为了避免去应对孩子的哭闹行为，常常都选择了退让。然而，在上课的时间，如果我们不能解决这两类问题行为，项目就无法顺利平稳地展开。

针对"看到喜欢的东西就抢"的行为，我们需要帮助孩子建立的是等待的技能（参考课题 2）；针对"喜欢的东西到了手里就不肯放下"的行为，我们需要帮助孩子建立的是听到指令时平静交回的能力。下文将详细介绍如何帮助孩子建立安静交还偏好物的训练。

训练一　交还低偏好的物品

目标行为

● 当教导者发出指令"时间到了，还给老师"时，孩子能在 2 秒钟内平静地把手中的偏好物还给教导者（没有出现哭闹或尖叫等不恰当行为）。

＊针对小龄孩子，我们采用"教导者收回"的形式，即在发出指令后，教导者从孩子的手中拿回物品。这时，只要孩子不出现抵抗和发脾气等不适当行为，就视为正确反应。

＊针对认知年龄在 3 岁以上的孩子，我们则让孩子"主动交还"，即在听到指令后，孩子能主动平静地把物品递交给教导者。

教学材料

● 孩子偏好的物品 3 种以上、计时器。

＊我们在选择第一阶段的偏好物时，尽量选择孩子在交还时没有太多抵抗的物品。也就是说，孩子在物品被收走时：（1）一般不会出现不适当行为；（2）即使出现不适当行为，比如不肯松手、哼唧，行为的强度也很低，并且在物品被拿走后会很快停止。这一设置是为了确保孩子可以做出正确行为，从而我们能够有机会强化正确的行为。

教导程序

表 7. 交还低偏好物品的教导程序

步骤	说明
1. 教导者和孩子面对面坐，可隔着桌子。	
2. 教导者给孩子 1 个低偏好的物品，在孩子开始玩偏好物时按下计时器（倒计时为 8 ~ 10 秒钟）。	● 计时器不需要放在孩子面前，但也不要放得离孩子太远。
3. 当计时器响起，教导者发出指令："时间到了，还给老师。"同时在孩子面前伸出手掌。	● 这时，教导者不要急于按停计时器，刚介入训练的孩子可能根本注意不到计时器响了，所以，教导者直接按停，会无法建立"计时器响"和"交还偏好物"之间的联系。

（续表）

步骤	说明
4. 教导者手把手地辅助孩子交还，或收回孩子手中的偏好物。	• 初介入训练时，在发出指令后，教导者马上辅助孩子交还或直接收回偏好物。 • 随着训练的开展，孩子在被要求交还偏好物时的反抗程度（拿着偏好物不松手的力度）越来越低，教导者在发出指令后等待 1~2 秒钟，孩子如果没有主动交还再给予辅助。 • 如果辅助孩子交还的时候，孩子出现强度相对较高的不恰当行为，这时教导者若仍然坚持收回偏好物，则动作上需要坚决一些。在交还偏好物时如果出现问题行为，教导者需要先给予几个简单指令，在孩子完成指令后（可以在辅助下完成的），教导者才将另一个偏好物递给孩子。
5. 当孩子把偏好物交还给教导者或教导者收回偏好物，孩子没有出现不恰当的行为时，教导者马上夸奖孩子："真棒，你安静地把【偏好物 1 名称】还给老师，给你玩【偏好物 2 名称】。"同时马上把另一个偏好物递给孩子。	• 在给予偏好物的时候，如果孩子伸手要来拿，教导者需要把孩子的手挡回去，即确保偏好物是由教导者给出，而不是孩子自己拿。
6. 重复步骤 2~5。	• 每次训练 10 个回合。

辅助与辅助渐褪

• 肢体辅助：教导者手把手地辅助孩子交还偏好物。

• 辅助渐褪：渐进式引导。教导者在发出交还指令的同时在孩子面前伸出手掌，另一只手辅助孩子做交还的动作。在撤除时，教导者维持辅助的姿势，但放松手上的力度，发现孩子抵抗时，再加大手上的力度。教导者以最小力度的辅助确保孩子完成交还的动作。练习一定次数后，教导者不需要提供肢体辅助，孩子就可以主动完成交还。

• 在收回手机、iPad 等电子产品时，如果孩子抵抗，教导者先关闭屏幕，然后再辅助交还。如果孩子抵抗，但抵抗并不强烈，教导者可以不关闭屏幕，但辅助的手需要压住屏幕，不再让孩子看到屏幕上的内容。这一操作有助于降低孩子的抵抗程度。

数据记录

• 正确反应：在被要求交还偏好物（或教导者收回偏好物）时，孩子能平静地交还（包括辅助下交还），过程中不出现问题行为，比如哭闹。

- 错误反应：在被要求交还偏好物时，孩子有抵抗的行为，比如拿着东西不肯松手或其他问题行为，比如哭闹、尖叫等。

- 正确反应百分比 $= \dfrac{\text{孩子在交还或被收回偏好物时保持平静的回合数}}{\text{总回合数}} \times 100\%$

完成标准

- 连续两次训练（跨两天）的正确反应百分比达到90%以上。

ABA 干预技术

　　交还训练采用了刺激淡入和差别强化这两个 ABA 干预技术。刺激淡入指的是我们在训练中逐渐改变刺激标准，先从低偏好的物品开始，这时孩子的反感度和抵抗度会相对比较低，平静交还的可能性则相对较高。正确反应能发生，我们才有机会去强化这个行为，从而帮助孩子慢慢养成并巩固这个行为。随着训练的进展，我们逐渐介入偏好度更高的物品，直到孩子面对高偏好的物品时，仍然可以做到按要求平静地交还。

　　差别强化指的是对适当行为与不适当行为给予不同的后果，让孩子自己体验和学习如何做出正确的行为选择。在这里，适当的行为是指孩子能平静地交还偏好物。当适当行为发生时，我们给予强化，即孩子可以得到一个好的结果。不适当的行为是指当我们收回偏好物时，孩子出现抵抗、抢、哭闹等行为。当这类行为发生时，我们不给予强化，即孩子不能得到其想要的物品。

训练二　交还中等偏好的物品

在完成训练一的干预后，孩子已经可以做到在教导者要求他交还低偏好的物品时平静且及时地交还。这时，我们可以进入后续干预，逐渐提高偏好度。

在介入中等偏好物品时，我们可以使用除了孩子偏好度特别高的物品以外的任何物品。这一训练的教导程序与训练一的完全相同。教导者需注意以下事项：

- 高偏好或特别高偏好的物品是指在日常生活中，当家长强行要求孩子停止玩时，孩子会出现激烈的抵抗行为，如躺地、哭闹，且发脾气的持续时间超过 5 分钟的物品。

- 在介入中等偏好物品的时候，教导者可适当地按偏好度对物品排序，从偏好度相对较低的物品开始介入，慢慢转向偏好度相对较高的物品。

- 同一次训练中，教导者在收回一个物品之后会给予另一个物品。两个物品之间在偏好程度上可以略有不同，但差别不要太大。

- 因为在训练中有多个物品在交换使用，在教导者收回了孩子正在玩的物品，给予孩子另一个物品（作为平静交还的强化结果）时，如果孩子明确表达不想要这个物品，而是想要另一个，这时，只要孩子想要的物品是在训练中使用的，就都可以给予。

完成标准

- 连续两次训练（跨两天）的正确反应回合百分比达到 90% 以上。

训练三　交还偏好物后完成指令

在前面的两个训练中，孩子平静地交还物品后，马上会获得另一个喜欢的物品作为奖励。这样的设置还不足以让后续的早期干预平顺地展开。我们最终要实现的是，当孩子交还偏好物后，还可以继续从事一些学习活动，然后再给予强化。也就是说，强化物要跟随在学习行为之后，用以维持巩固新学习的行为。因此，我们需要在训练二的基础上，将学习指令穿插进去。

目标行为

• 当教导者发出指令"时间到了，还给老师"时，孩子能在 2 秒钟内平静地把手中的偏好物还给教导者，然后完成 3 个简单指令，整个过程中不出现哭闹或尖叫等不恰当行为。

教导程序

表 8. 交还偏好物后完成指令的教导程序

步骤	说明
1. 教导者和孩子面对面坐。	
2. 教导者给孩子 1 个偏好物，在孩子开始玩时按下计时器（倒计时为 8~10 秒钟）。	
3. 当计时器响起时，教导者发出指令："时间到了，还给老师。"同时，在孩子面前伸出手掌。	
4. 如果孩子没有主动交还，教导者手把手地辅助孩子交还。	
5. 在收回偏好物后，教导者口头夸奖孩子："很棒，把【偏好物名称】还给老师了。"然后辅助孩子安坐，给出 1~3 个简单指令，比如拍拍手、握手、跺脚等。	• 如果孩子等待的时间不够长，可以给予非常简短的夸奖（如"真棒"），在收回偏好物并要求孩子把手放好后就马上发出 1 个指令。 • 指令数量按孩子能等待的时长来选择，并不太能等待的孩子给 1 个就可以，对可以等待的孩子按正常的教学速度发出 3 个指令让其完成。
6. 教导者辅助孩子完成当前指令，夸奖孩子后马上给予偏好物。	
7. 重复步骤 2~6。	• 每次训练 10 个回合。

阶段设置

- 阶段一：发出 1 个简单指令（可辅助完成）。
- 阶段二：连续发出 3 个简单指令（可辅助完成）。
- 阶段三：发出 3 个简单指令，每完成 1 个指令后给予 1 个代币（可辅助完成），并要求孩子贴代币。

注意事项

- 针对等待时间不能太长的孩子，教导者应在做这个项目时不要纠结孩子是不是能独立完成指令。教导者应及时给予辅助帮助孩子完成，让孩子可以尽快得到偏好物，既能帮助孩子建立听从指令和偏好物之间的关联，同时也可以避免因长时间得不到偏好物而可能引发的问题行为。
- 随着孩子等待能力的提升，教导者逐渐放慢指令的速度。当教导者能够按正常速度发出 3 个指令，且在孩子每完成 1 个指令后给予 1 个代币，孩子集满 3 个代币可以交换强化物时，就进入正常教学的流程了。

完成标准

- 连续两次训练（跨两天）的正确反应百分比达到 90% 以上。

训练四　交还高偏好的物品

在进行训练一和训练二时，如果教学设计能够从孩子的基本能力出发，并且每次提升的难度幅度（偏好度的变化）不是特别大的话，基本可以保证孩子在训练过程中不出现或者非常少地出现高强度的问题行为。然而，这并不意味着当被要求交还最喜欢的东西时，孩子也能做到平静地听从。所以，我们还需要进一步提高要求，帮助孩子培养对交还高偏好物品的服从度与耐受力。在开始训练之前，我们需要对孩子发生较大强度问题行为的情况有一定的预期。

交还高偏好物品的教导程序仍然与训练一的相同，但要注意以下事项。

• 如果孩子有两个偏好度接近的物品，将两个物品交替使用，即在收回一个时，如果孩子平静交回，马上给予另一个。

• 如果孩子特别偏好的物品只有一个，可以只使用这一个偏好物，即在孩子平静交回之后，夸奖孩子，然后再把这个偏好物给孩子玩。

• 每次给孩子玩的时间不要过长，8~10 秒钟即可，孩子玩的时间越长，拿回来的难度就会越大。

• 如果孩子在交还的时候出现低强度的问题行为，比如哼唧、尖叫，教导者仍然需要把偏好物收回，然后平静地告诉孩子"时间到了要还给老师的，一会儿还可以再玩"。之后，教导者可以和孩子做一些其他的互动或可辅助的训练，比如一步模仿、一步指令。当孩子情绪稳定地跟随了 2~3 个指令后，教导者可以再次把偏好物给孩子。

• 如果孩子出现特别严重的问题行为，比如躺地、哭闹，且持续时间超过 1 分钟，教导者可以等孩子情绪稳定后再和孩子互动或展开其他训练活动，但暂时不给予这个偏好度最高的物品。

• 如果教导者发现孩子在做这个训练时有可能会出现过激的问题行为（已经完成训练一和训练二的孩子基本很少出现这种情况）且会持续一段时间，可以将这个项目放在每次训练的最后 15 分钟，以免影响孩子其他训练项目的开展。

• 偏好程度越高的物品，其强化作用也越好。但如果物品给了孩子就收不回来，强行收回时孩子会发脾气，那么同样会影响训练。所以，在完成当前训练之前，建议类似物品暂时不在训练中作为偏好物使用。

完成标准

• 连续两次训练（跨两天）的正确反应百分比达到 100% 以上。

●这一训练完成后，可以尝试在早期干预训练中使用高偏好物作为强化物。但如果发现在使用时仍然会有无法收回的问题，可以针对高偏好物品进行训练三，给孩子一个过渡练习的机会。

在训练中避免孩子出现过激的问题行为的小技巧

及时辅助

在训练初期，当教导者辅助孩子交回或直接拿回偏好物的时候不要犹豫，一旦进入对抗状态（家长要拿，孩子不松手）则更容易引发孩子的负面情绪和问题行为。相反，如果教导者在发出指令的时候直接收回了偏好物，又马上给予了强化，问题行为反而不容易发生。比如，给孩子玩手机，在计时器响时，教导者马上说："时间到了，手机还给老师。"可以在说的同时辅助孩子交还或直接收走手机。

及时强化

在训练初期，教导者一旦把偏好物拿回手中（此时需要确保孩子的手已经没有接触偏好物，也没有出现伸手要拿或抢的状态），马上夸奖孩子并给予强化。比如，教导者收回了手机，孩子还没来得及闹情绪，教导者马上说："你那么乖把手机还给老师了，再给你玩一会儿吧。"同时把手机交还给孩子。

延迟强化

当孩子知道偏好物被收走之后还是有机会继续玩的，他们就很少会在教导者要求收回偏好物的时候发脾气了，而是会出现等待教导者再次给偏好物的期待状态。这时教导者开始延迟强化的给予，延迟的时间一般在 2~5 秒钟。教导者可以通过放慢语速，增加反馈的语言长度，夸奖时增加与孩子的肢体互动来延长时间。

对于早期干预中年龄较小的孩子，因为哭闹行为的强化历史比较短，所以这个训练并不难实现，一般在 1~2 周之内就可以完成。然而，早期干预的其他训练项目是与当前项目同步展开的，家长和老师常会问："在收回偏好物时，孩子会发脾气，训练还如何展开？"以下是一些可能帮助到大家的建议。

●刚进入训练环境的孩子需要与教导者建立关系，所以第一周的训练强度会比较低，教导者与孩子互动较多。既然主要任务是跟孩子玩，当然也不需要特别纠结使用哪些特定的偏好物。

● 对于大部分的孩子而言，食物是偏好物之一。在训练初期，可以先使用食物。在训练开始前，先将偏好食物分成小块，给予时吃多少给多少，自然也就不存在孩子抢或收不回来的问题。

● 如前面提到的，会引发孩子较高强度的问题行为的偏好物，在训练四完成前，暂时不使用。所以如果环境中有这些物品，教导者需要在上课前将其收好，不要让孩子看到。

课题 4 叫名反应

叫名反应是指我们在听到自己名字时做出的反应。根据不同的情境，叫名反应的形态略有不同。比如，在课堂上，老师叫孩子的名字，孩子需要马上看向老师以表示"我听到你叫我了，你要说什么，我在听"。当叫名者的距离相对比较远，被叫之人在听到名字时需看向叫名人，可能需要配合挥手示意或其他动作。当叫名者在看不到的地方，被叫之人就需要大声地应答，以确保对方能听到自己的声音。

叫名反应最主要的作用在于让他人知道他已经获得了我们的注意力，可以继续互动沟通的活动。当我们不想与他人互动的时候，即使听到别人叫自己，也会故意不予以反应。孤独症儿童对叫名无反应有两种可能的原因：一是受自身能力的影响，不知道在听到自己名字时应该要做出什么反应，也就是缺失叫名反应的技能；二是可能因为对与他人的互动不感兴趣，所以故意忽略他人的叫名，不做出反应。无论是在教学中还是在生活中与孩子互动时，只有在获取到孩子注意力的时候，他才有可能听到我们给出的指令，才有可能展开后续的任务或活动。家长和老师们其实都在不遗余力地获取孩子的注意力，会不断地叫孩子的名字，也会把自己的脑袋凑到孩子的面前以期孩子能看自己一眼。然而，如果孩子没有对叫名做出反应的能力，我们所做的努力都是事倍功半，总觉得孩子和我们之间隔了一堵墙，无法建立联系。

所以，叫名反应能力就像一把砍柴刀。刀锋利了，砍柴就能省时省力。叫名反应的建立，不仅有利于提高早期干预的训练效率，也能促进家长与孩子在生活中的互动沟通。在准备行为训练中，我们只需要完成中性活动中的叫名反应这一训练，就确保在干预期间相对容易地获取孩子的注意力。剩余的阶段可在后续的训练中慢慢介入，逐一完成。

训练一 无活动叫名反应

目标行为

• 当听到自己的名字时，孩子能独立在 2 秒钟内看向叫名者的眼睛，并至少保持 1 秒钟的目光接触。

需要注意的是，在叫名反应训练期间所叫的名字每次都要统一，对小龄孩子可以用其小名，对准备入学（4 岁以上）的孩子使用其大名。

教学材料

• 孩子偏好的物品。

＊偏好物一定是孩子特别喜欢的，确保只要一呈现，孩子就会盯着看。

＊物品大小在孩子能看到并看清的前提下越小越好，以避免将其呈现在双眼前时遮挡住眼睛。因为食物比较容易切成小块，所以对食物有兴趣的孩子，建议使用食物作为教学材料。如果孩子只对玩具感兴趣，可结合孩子的兴趣程度和玩具大小来选择。

教导程序

表 9. 无活动叫名反应的教导程序

步骤	说明
1. 教导者和孩子面对面坐。	• 不给予任何可以玩的物品，也不要求孩子把手放好。 • 如果孩子做出自我刺激的行为，可以阻挡，要求孩子停下来。
2. 当孩子的注意力不在教导者身上时，教导者叫孩子的名字。	• 如果孩子一直看向教导者，教导者可以跟孩子互动，如说"很棒，你在看着我"，然后转移视线，不看孩子。 • 不要在孩子看向教导者的瞬间叫孩子名字。如果巧合发生，和孩子互动一下，不记录数据。
3. 如果孩子未在 2 秒内看向教导者，教导者马上通过呈现偏好物来提供辅助。	• 偏好物呈现在教导者双眼间贴近面部的位置。
4. 当孩子看向教导者，教导者马上夸奖孩子："做得很好，眼睛看我了。"同时给予偏好物。如果孩子未能看向老师，本回合失败。	

（续表）

步骤	说明
5. 教导者记录数据。	• 如果偏好物是食物，等待孩子吃完食物（口腔清空）；如果偏好物是玩具，让孩子玩 8~10 秒钟后收回。
6. 重复步骤 2~5。	• 每次训练完成 10 个有目光接触的回合（包括在辅助下完成的）。

辅助与辅助渐褪

• 辅助：利用孩子对偏好物的兴趣（即孩子会看向偏好物），将偏好物与叫名者的眼睛配对。当偏好物呈现在眼前时，孩子看向偏好物，实际上也看向了叫名者。

＊初介入训练时使用全辅助，在叫名的同时，将偏好物呈现在眼前的位置（贴近面部）。

• 辅助渐褪：时间延迟。时间延迟指的是叫名的指令发出与偏好物的呈现之间的时长。初介入训练时，0 秒延迟，即在叫名后马上将偏好物呈现在眼前的位置。然后延迟 1 秒钟呈现偏好物，给孩子 1 秒钟的独立反应机会。如果呈现偏好物的时间距离叫名已经超过 1 秒，建议在呈现的同时再叫一次孩子的名字。

数据记录

• 正确反应：孩子在教导者叫名后 2 秒钟内看向教导者。

• 辅助下的正确反应：孩子在教导者叫名并呈现偏好物后看向教导者（叫名后 2 秒钟内）。

• 错误反应：孩子在教导者叫名后 2 秒钟内未看向教导者。

• 总回合数＝正确反应回合数+辅助下正确反应回合数+错误反应回合数

• 正确反应百分比＝$\dfrac{正确反应的回合数}{总回合数}×100\%$

完成标准

• 连续两次训练（跨两天）的正确反应百分比达到 80% 以上。

偏好物引导的叫名反应训练

我们在无活动叫名反应的训练中可能会发现在不呈现偏好物的时候孩子完全不会去看教导者，导致训练进展缓慢。也就是说，延迟偏好物的呈现，孩子在该回合就不会做出正确反应。这种情况下，我们建议连续做 2~3 天的全辅助训练，即在叫名的同时呈现偏好物，以更好地建立"听到名字"与"看他人眼睛"这两者之间的关联。

这个练习其实就是训练一中的全辅助阶段。在训练一中，根据辅助渐褪的原则，孩子连续三次出现正确反应，教导者就可以减少辅助。也就是说，当教导者连续三次使用全辅助，即在叫名的同时呈现偏好物，孩子都做出了正确反应，看向了教导者，就可以开始施以时间延迟，也就是撤除辅助。但在偏好物引导的叫名反应训练中，辅助不撤除。

教导程序

表 10. 偏好物引导的叫名反应训练的教导程序

步骤	说明
1. 教导者和孩子面对面坐。	● 不给予任何可以玩的物品，也不要求孩子手放好。 ● 如果孩子做出自我刺激的行为，可以阻挡，要求孩子停下来。
2. 当孩子的注意力不在教导者身上时，教导者叫孩子的名字，同时将偏好物呈现在自己双眼间的位置（尽量贴近面部）。	● 如果孩子一直看向教导者，教导者可以跟孩子互动，如说"很棒，你在看着我"，然后转移视线力，不看孩子。 ● 不要在孩子看向教导者的瞬间叫孩子名字。如果巧合发生，和孩子互动一下，不记录数据。
3. 当孩子看向教导者，教导者马上夸奖孩子："做得很好，眼睛看我了。"同时给予偏好物。如果孩子未能看向教导者，本回合失败。	
4. 教导者记录数据。	● 如果偏好物是食物，等待孩子吃完食物（口腔清空）；如果偏好物是玩具，让孩子玩 8~10 秒钟后收回。
5. 重复步骤 2~5。	● 每次训练 10 个回合。

数据记录

● 正确反应：孩子在教导者叫名并呈现偏好物后 2 秒钟内看向教导者。

- 错误反应：孩子在教导者叫名并呈现偏好物后 2 秒钟内未看向教导者。

- 总回合数 = 正确反应回合数 + 错误反应回合数

- 正确反应百分比 = $\dfrac{正确反应的回合数}{总回合数} \times 100\%$

完成标准

- 连续两次训练（跨两天）正确反应百分比达到 80% 以上。

  ＊如果在本训练中，孩子的正确反应百分比仍然在 50% 以下，说明此偏好物引导的反应效果不好，建议更换为孩子偏好程度更高的物品，或改为其他的训练方法。

训练二 中性活动中的叫名反应

目标行为

• 当孩子在玩中性物时听到自己的名字，孩子能独立在 2 秒钟内看向叫名者，并且与其保持至少 1 秒钟的目光接触。

教学材料

• 孩子既不嫌恶害怕也不喜欢的物品，比如积木、杯子等。

＊不布置任务，比如收积木。即使任务并不是孩子喜欢的，但对于有完成任务意识的孩子来说，在专心从事任务时，可能会对叫名不做反应。

教导程序

表 11. 中性活动中叫名反应的教导程序

步骤	说明
1. 教导者和孩子面对面坐在桌子两边。	
2. 教导者给孩子 1 个中性物，告诉孩子"你玩吧"。	• 如果孩子做出自我刺激的行为，可以阻挡，要求孩子停下来。
3. 当孩子的注意力不在教导者身上时，教导者叫孩子的名字。	• 如果孩子一直看向教导者，教导者可以跟孩子互动，如说"你在看我呀，【中性物名称】好不好玩……"，然后转移视线，不看孩子。
4. 如果孩子没有看向教导者，教导者阻挡孩子玩物品的动作，同时再叫一次孩子的名字。	
5. 如果孩子仍然没有看向教导者，教导者再一次叫名，同时呈现强化物（全辅助）。	
6. 当孩子看向教导者，教导者马上夸奖孩子："对了，听到老师叫你的时候要看向老师哦。"同时奖励 1 个代币。在孩子贴好代币后，教导者让孩子接着玩。	
7. 教导者记录数据。	• 当孩子集满约定数量的代币时，可用其交换强化物。如果强化物是食物，等待孩子吃完食物（口腔清空）；如果强化物是玩具，让孩子玩 8~10 秒钟后收回。
8. 重复步骤 2~7。	• 每次训练 10 个回合。

数据记录

- 正确反应：孩子在教导者叫名后 2 秒钟内看向教导者。
- 错误反应：孩子在教导者叫名后未在 2 秒钟内看向教导者，在步骤 4 或步骤 5 之后才出现看向教导者的反应。
- 正确反应百分比 $= \dfrac{\text{正确反应的回合数}}{\text{总回合数}} \times 100\%$

完成标准

- 连续两次训练（跨两天）的正确反应百分比达到 80% 以上。

训练三　偏好活动中的叫名反应

目标行为

- 当孩子在玩偏好物时听到自己的名字，孩子能独立在 2 秒钟内看向叫名者，并与其保持至少 1 秒钟的目光接触。

教学材料

- 孩子偏好的物品。

教导程序

教导程序与训练二的基本相同，唯一不同之处在于本训练中在孩子做出正确反应后不需要给予代币，让孩子继续从事其喜欢的活动即为强化。

表 12. 偏好活动中叫名反应的教导程序

步骤	说明
1. 教导者和孩子面对面坐在桌子两边。	
2. 教导者给孩子 1 个偏好物，告诉孩子："你玩吧。"	• 如果孩子做出自我刺激的行为，教导者可以阻挡，要求孩子停下来。
3. 当孩子的注意力不在教导者身上时，教导者叫孩子的名字。	
4. 如果孩子没有看向教导者，教导者阻挡孩子玩物品的动作，同时再叫一次孩子的名字。	
5. 如果孩子仍然没有看向教导者，教导者收走孩子正在玩的物品，再一次叫名。	• 完成训练一和训练二的孩子，在这一步应该会看向教导者。
6. 当孩子看向教导者，教导者马上夸奖孩子："对了，听到老师叫你的时候要看向老师哦。"然后把偏好物还给孩子。	• 如果发现孩子只在偏好物被阻挡或收走时才对叫名有反应，取消步骤 4，保留步骤 5。在孩子看向教导者时，教导者先给予夸奖，然后发出几个简单指令，再把偏好物给孩子。
7. 教导者记录数据。	
8. 重复步骤 2~7。	• 每次训练 10 个回合。

训练阶段

- 如果孩子在从事偏好的活动（如玩手机）中叫名反应的成功率依然过低，可以再细分中偏好和高偏好活动两个阶段展开练习。

数据记录

- 正确反应：孩子在教导者叫名后 2 秒钟内看向教导者。
- 错误反应：孩子在教导者叫名后未在 2 秒钟内看向教导者，在步骤 4 或步骤 5 之后才出现看向教导者的反应。
- 正确反应百分比 $=\dfrac{\text{正确反应的回合数}}{\text{总回合数}}\times 100\%$

完成标准

- 连续两次训练（跨两天）的正确反应百分比达到 80% 以上。

训练四　远距离的叫名反应

目标行为

• 当教导者在 1 米以外（2 米内）叫孩子的名字时，孩子能独立在 2 秒钟内看向教导者，并与其保持至少 1 秒钟的目光接触。

训练阶段

本训练从以下几个方面来考虑设置：（1）教导者站立的位置与孩子的距离；（2）教导者站立的位置（孩子的正面、侧面或背面）；（3）孩子是否从事活动。

最低难度的任务设置为：教导者站在距离孩子正面半步的位置，孩子不从事任何活动。最高难度的任务设置为：教导者站在距离孩子 1 米以上，不超过 2 米的位置，在训练时随机变化站立的位置（包括站立在孩子背面），孩子从事偏好活动。

以下是分阶段目标，教导者可以根据孩子的实际学习情况来调整阶段目标。

• 阶段一：教导者站在距离孩子正前方半步的位置，孩子不从事活动。

• 阶段二：教导者随机站在孩子身前左右转头 90 度内，即不超过孩子肩线的位置，与孩子的距离在 1~2 米之间，孩子不从事活动。

• 阶段三：教导者随机站在孩子身前身后的任意位置（即孩子有可能需要转头才能看见教导者），与孩子的距离在 1~2 米之间，孩子不从事活动。

• 阶段四：同阶段三，孩子从事中性活动。

• 阶段五：同阶段三，孩子从事偏好活动。

教导程序

• 教导程序参考训练一至训练三。

• 在未加入活动的训练阶段中，如果教导者在叫名后孩子没有看向自己，教导者可以缩短与孩子的距离，重新叫名。如果孩子仍然没有看向自己，教导者可以蹲在孩子面前叫名。这时等同于之前面对面的训练，孩子应该能够做出正确反应。

• 当教导者站到孩子身后叫名时，可以先离孩子近一些。如果在叫名后孩子没有看向自己，教导者可以拍一拍孩子的肩膀，以辅助孩子回头看向自己。

• 在加入活动的训练阶段，需要一位辅助老师。教导者站在离孩子较远处叫名，辅助老师坐在孩子身边。如果在叫名后孩子没有看向教导者，辅助老师阻止孩子正在进行的活动，然后远处的教导者重新叫名。在孩子看向教导者后，予以代币或其他强化物。

数据记录

- 正确反应：孩子在教导者叫名后 2 秒钟内看向教导者。
- 错误反应：孩子在教导者叫名后未在 2 秒钟内看向教导者。
- 正确反应百分比 $= \dfrac{\text{正确反应的回合数}}{\text{总回合数}} \times 100\%$

完成标准

- 连续两次训练（跨两天）的正确反应百分比达到 80% 以上，则进入下一阶段，直至完成全部阶段的训练。

训练五　干扰环境下的叫名反应

目标行为

- 当环境中有其他人在从事有干扰的活动时，教导者叫孩子的名字，孩子能独立在 2 秒钟内看向教导者，并与其保持至少 1 秒钟的目光接触。

训练阶段

- 本训练和训练四基本相同，仍然从距离、位置和孩子是否从事活动三个方面来设置。唯一的区别在于训练环境不再是安静的一对一教室，而是公共区域，环境中有他人（3~6 人）在从事活动。训练设置参考训练四。

教导程序

- 教导程序参考训练四。

数据记录

- 正确反应：孩子在教导者叫名后 2 秒钟内看向教导者。
- 错误反应：孩子在教导者叫名后未在 2 秒钟内看向教导者。
- 正确反应百分比 $= \dfrac{正确反应的回合数}{总回合数} \times 100\%$

完成标准

- 连续两次训练（跨两天）的正确反应百分比达到 80% 以上，则进入下一阶段，直至完成全部阶段的训练。

课题 5　听从指令 "看"

很多学习项目都需要孤独症儿童根据看到的内容来做出反应。比如在模仿训练中，孩子需要先 "看" 教导者的示范，在配对训练中，孩子既需要 "看" 给出的样本，也需要 "看" 备选的干扰物。孤独症儿童的缺陷并不在于 "看" 本身，而在于 "能否指哪儿看哪儿" 和 "看什么" 的问题。

指哪儿看哪儿，指的是儿童可以对他人给出的 "看" 的指令结合他人的手势、眼神来做出反应。典型发育儿童不需要特别经过专门的训练就会对 "看" 的指令做出反应。当他人说 "看"，并用手指向某物、某人或某个方向时，他们就会将目光转向他人手指的方向，然后关注到特定的目标。当孩子不具备这一能力时，我们就无法让孩子看我们想要让他观察的东西，教学就无法展开。

看什么，指的是孩子真正观察到的是什么。比如，我们看到 "西瓜"，我们会注意到它是绿色的、圆形的、上面有条纹的图案。但如果孩子只关注到它是圆形，或者只看到上面的条纹，那么他就无法将西瓜和其他具有相同特征的东西区分开。

在听从 "看" 的指令的训练中，我们先解决孩子能否听指令去看的问题。孩子对自己喜欢的、感兴趣的东西是会自然去看的。我们借助孩子已经具备的能力，在孩子做出 "看" 的反应的同时把指令 "看" 结合进去，两者持续配对，孩子渐渐就会对 "看" 的指令做出反应。

训练一　看偏好物

目标行为

● 当教导者呈现 1 个偏好物，同时发出指令"看"时，孩子能独立在 2 秒钟内看向偏好物，并保持看的动作至少 1 秒钟。

＊偏好物呈现在孩子的正面，以双眼间鼻梁的位置为基点，左右各不超过 45 度视野范围，即孩子不需要转动头部就可以看到偏好物。

教学材料

● 孩子特别喜欢的物品（食物或玩具），确保只要该物一出现，孩子就会去看。

＊偏好物不需要特别大，但也不宜过小。如果偏好物的体积不是很大，在呈现的时候可以用两个手指拿着，以确保手不会挡住它。

教导程序

表 13. 看偏好物的教导程序

步骤	说明
1. 教导者和孩子面对面坐。	
2. 教导者获取孩子的注意力。	● 孩子能看向教导者。
3. 教导者将偏好物呈现在孩子面前，同时发出指令："看。"	
4. 当孩子看向偏好物并保持看这一动作 1 秒钟时，教导者马上夸奖孩子："对了，你看了哦。"然后把手中的偏好物给孩子。	● 如果孩子看向偏好物，但不到 1 秒钟就移走了视线，教导者要求孩子再看一下，并口语提示保持看的动作。 ● 如果孩子未能看向偏好物，本回合失败，记为错误反应。
5. 教导者记录数据。	● 如果偏好物是食物，等待孩子吃完食物（口腔清空）；如果偏好物是玩具，让孩子玩 8~10 秒钟后收回。
6. 重复步骤 2~5。	● 每天可在不同的时间进行多次训练，每次训练 10 个回合。

说明

在叫名反应的训练中，同样也使用了偏好物来吸引孩子的视线，需要注意两者之间的区别。

- 在叫名反应训练中，偏好物呈现在教导者眼前，且贴近面部。
- 在听从指令 "看" 的训练中，偏好物呈现在孩子面前，距离适中。偏好物离孩子太近，双眼不容易聚焦；相反，偏好物离孩子太远，如果孩子不具备观察远处物体的能力，那么也不容易看向偏好物。

数据记录

- 正确反应：孩子在听到 "看" 的指令后 2 秒钟内看向偏好物。
- 错误反应：孩子在听到 "看" 的指令后未在 2 秒钟内看向偏好物。
- 正确反应百分比 $= \dfrac{\text{正确反应的回合数}}{\text{总回合数}} \times 100\%$

完成标准

- 连续两次训练（跨两天）的正确反应百分比达到 80% 以上。

训练二 看中性物

目标行为

• 当教导者呈现 1 个中性物，同时发出指令"看"时，孩子能独立在 2 秒钟内看向物品，并保持看的动作至少 1 秒钟。

＊该物呈现在孩子的正面，以双眼间鼻梁的位置为基点，左右各不超过 45 度视野范围，即孩子不需要转动头部就可以看到。

教学材料

• 大小适中的中性物，比如积木。

＊孩子对该物没有偏好，不会看到它就想去拿。

＊避免使用孩子嫌恶或害怕的物品。

教导程序

教导程序与训练一的基本相同，除了教导者手中呈现的是中性物。

由于对指令"看"的反应无法直接辅助，所以在训练中只有正确反应（孩子听到在指令后看向物品）或错误反应（孩子在听到指令后未看向物品）。在开展本训练时，如果孩子连续三个回合未能做出正确反应，回到"看偏好物"训练。当孩子在看偏好物这一训练中连续两个回合做出正确反应时，教导者再使用中性物继续训练，以此类推。

数据记录

• 正确反应：孩子在听到"看"的指令后 2 秒钟内看向中性物。

• 错误反应：孩子在听到"看"的指令后未在 2 秒钟内看向中性物。

• 在孩子连续出错（不看）时，教导者使用偏好物品进行练习的回合，不记录数据。

• 正确反应百分比 $= \dfrac{\text{正确反应的回合数}}{\text{总回合数}} \times 100\%$

完成标准

• 连续两次训练（跨两天）的正确反应百分比达到 80% 以上。

训练三　扩展看的角度

本训练与训练二的操作方法完全相同，仍然使用中性物，只是变换了呈现的位置。在本训练中，物品不再呈现在孩子面前左右各不超过 45 度视野范围的位置，而是呈现在这个位置之外。

目标行为

● 当教导者呈现 1 个中性物，同时发出指令"看"时，孩子能独立在 2 秒钟内看向该物，并保持看的动作至少 1 秒钟。

＊该物呈现在孩子的正面，以双眼间鼻梁的位置为基点，左右各 45 度视野范围以外，即孩子需要转动头部才能正视该物。同时，上下的位置也需要扩展，即孩子需要抬头或低头看。

教导程序

教导程序与训练二的基本相同，除了教导者手中呈现之物的位置发生变化。

同样，由于对指令"看"的反应无法直接辅助，如果孩子未能按指令看向物品，我们只能降低难度来让孩子做出正确反应。可以进行以下两种操作：

● 如果孩子连续三个回合未能做出正确反应，回到训练二进行练习。

● 仍然进行本阶段的训练程序，将物品换成孩子的偏好物。当孩子连续两个回合做出正确反应时，教导者再使用中性物继续本训练，以此类推。

需要注意的是，当孩子看向物品时，要有转头的动作，保持直视，不能只是转动眼睛斜视。如果孩子未转头看，教导者稍微使用肢体辅助，引导孩子转头。

数据记录

● 正确反应：孩子在听到"看"的指令后 2 秒钟内看向物品。

● 错误反应：孩子在听到"看"的指令后未在 2 秒钟内看向物品。

● 回到训练二或使用偏好物进行练习的回合，不记录数据。

● 正确反应百分比 $=\dfrac{\text{正确反应的回合数}}{\text{总回合数}} \times 100\%$

完成标准

● 连续两次训练（跨两天）的正确反应百分比达到 80% 以上。

测试

当孩子在训练中的反应达到了上述完成标准时，教导者可对孩子进行测试。

● 教导者持物，连续发出5~8个"看"的指令。每发出一个指令变换一次物品的位置，需要孩子包括抬头、低头、向后转头才能直视看的位置。

如果孩子能连续跟随教导者手中之物的位置变化，即在听到指令时就转头去看，那么孩子对这一准备行为的掌握就达到相对娴熟的程度了。

训练四　按指令看远处的物品

在进行这项训练时，教导者需要事先在孩子周围的椅子、桌子或地板上放好物品。训练时教导者和孩子面对面坐，获取孩子注意力后发出"看"的指令，同时手指向远处的物品（距孩子 1~2 米）。孩子需要能顺着教导者手指的方向去看物品，并保持看的动作 1 秒钟。

目标行为

● 当教导者指向 1 个中性物，同时发出指令"看"时，孩子能独立在 2 秒钟内看向该物，并保持看的动作至少 1 秒钟。

● 该物呈现的位置距离孩子 1~2 米，教导者手指该物时，不能碰触到它。

● 若该物不在孩子的正前方，当孩子看时，需要有转头的动作，保持直视，不能只是转眼睛斜视该物。

教导程序

表 14. 按指令看远处物品的教导程序

步骤	说明
1. 教导者事先把中性物放置在训练环境中。	
2. 教导者和孩子面对面坐，中间没有桌子。	
3. 教导者获取孩子注意力。	● 确保孩子与教导者有目光接触。
4. 教导者手指指向中性物，同时发出指令："看。"	● 教导者的手指不能碰触到物品。
5. 当孩子看向物品并保持看 1 秒钟，教导者马上夸奖孩子："对了，你看了哦。"然后奖励 1 个代币。	● 如果孩子看向物品，但不到 1 秒钟就移走了视线，教导者要求孩子再看一下，并口语提示保持看的动作。 ● 如果孩子未能看向物品，本回合失败，记为错误反应。
6. 教导者记录数据。	
7. 重复以上步骤 2~5。	● 每天可在不同的时间进行多次训练，每次训练 10 个回合。

如果连续出现孩子未能按指令看向物品的情况，可以降低难度帮助孩子练习。

● 将中性物换成偏好物。

• 缩短物品与孩子之间的距离，教导者的手指几乎能碰到物品的位置为最小距离位置，但教导者必须要保持手指向物品的动作，不能拿起物品让孩子看。

训练阶段

看教导者手中之物和看教导者手指指向的远处物品是两个跨度比较大的目标，所以我们在训练时需要加入一些过渡，帮助孩子逐渐提高跟随他人的指引有意识地去看的能力。阶段设置的难度变化主要从物品偏好度、距离这两个方面展开。

• 阶段一：偏好物+近距离。训练时，教导者可以使用同一个偏好物。在回合开始前，教导者将偏好物放到距离孩子半步远的桌子或椅子上（事先摆放好桌椅），然后开展上面的教学回合。注意，每一个回合开始前都需要调整偏好物呈现的位置。

• 阶段二：中性物+近距离。训练方法与阶段一相同，只是将偏好物换成中性物即可。

• 阶段三：中性物+远距离。在增加距离后，教导者不需要在每一个回合开始前去放置物品，而是在每次训练开始前将多个物品放在教室的不同位置。教导者在每一个回合指向不同的物品让孩子去看。物品放置的要点：物品距离孩子不超过 2 米；物品与物品之间相距至少 0.5 米，以便教导者明确判断孩子看的是指向之物，物品与孩子之间没有阻隔或遮挡。

数据记录

• 正确反应：孩子在听到"看"的指令后 2 秒钟内看向物品。
• 错误反应：孩子在听到"看"的指令后未在 2 秒钟内看向物品。
• 正确反应百分比 $= \dfrac{\text{正确反应的回合数}}{\text{总回合数}} \times 100\%$

完成标准

• 连续两次训练（跨两天）的正确反应百分比达到 80% 以上。

训练五　看桌面上的物品

即使完成了前面的四个训练，我们仍然发现有一些孩子不会跟随教导者的指令去看放在桌面上的物品。比如在做区辨项目的时候，教导者在桌面上呈现 3 张图片，然后发出指令让孩子看图片，有的孩子完全不去看桌面，教导者拿出强化物放到图片上，孩子才会看一下。我们需要对这些孩子开展"看桌面物品"的训练。

目标行为

• 当教导者指着桌面上的 1 个中性物图片，同时发出指令"看"时，孩子能独立在 2 秒钟内看向该图片，并保持看的动作至少 1 秒钟。

教导程序

教导程序与训练四的基本相同，除了要看的物品仅呈现在孩子面前的桌面上。

表 15. 看桌面物品的教导程序

步骤	说明
1. 教导者和孩子面对面坐在桌子两边。	
2. 教导者将 1 张图片放在桌面的任意位置。	
3. 教导者获取孩子注意力。	• 确保孩子与教导者有目光接触。
4. 教导者手指指向图片，同时发出指令："看。"	• 教导者的手指可直接接触图片或特别接近图片（5 厘米以内）。
5. 如果孩子未看向图片，教导者重新获取孩子注意力后再发出一次指令。	
6. 如果孩子仍然未看向图片，教导者将强化物或代币拿在手中，在发出指令时，将强化物悬放在图片上方。	
7. 当孩子看向图片并保持看的动作 1 秒钟时，教导者马上夸奖孩子："对了，你看了哦。"然后奖励 1 个代币。	
8. 教导者记录数据。	• 当孩子集满约定数量的代币时可用其交换强化物。如果强化物是食物，等待孩子吃完食物（口腔清空）；如果强化物是玩具，让孩子玩 8~10 秒钟后收回。
9. 重复步骤 2~8。	• 每次训练 10 个回合。

数据记录

- 正确反应：孩子在听到"看"的指令后 2 秒钟内看向图片。

- 错误反应：孩子在听到"看"的指令后未看向图片，在步骤 5 或步骤 6 后才出现看的反应。

- 正确反应百分比 $= \dfrac{\text{正确反应的回合数}}{\text{总回合数}} \times 100\%$

完成标准

- 连续两次训练（跨两天）的正确反应百分比达到 80% 以上。

测试

当孩子在训练中的反应达到了上述的完成标准时，教导者对孩子进行测试。

- 测试一：教导者在桌面上水平呈现 3 张图片，在获取孩子的注意力后，按从左至右的方向（以孩子为基准位），逐一手指图片，连续发出 3 个"看"的指令。孩子需要在听到每个"看"的指令后看向教导者手指指的图片，并快速连续地看完 3 张图片。

- 测试二：教导者在桌面上随机放置 5~8 个物品或图片，然后以与测试一相同的方式，连续发出 5~6 个"看"的指令，检查孩子能否快速跟随并做出反应。

训练六 看向物品 2 秒钟

正确完成训练二的孩子并不需要进行本项目训练。然而，有一些孩子无须经过"看"的训练就对"看"的指令有反应，但看的时长过短。另外一些孩子是完成了训练一和训练二的练习，但教导者在训练时没有对孩子看物品的时长做出要求，造成孩子瞟一眼后视线就飘走，并没有真正地去观察物品。针对这两类孩子，我们有必要再开展本项目训练，通过延长孩子的视线与物品接触的时间来提高孩子的观察能力。

目标行为

- 当教导者呈现 1 个物品，同时发出指令"看"时，孩子能独立在 2 秒钟内看向该物，并保持看的动作 2 秒钟。

教学材料

- 3 种以上物品、计时器。

教导程序

表 16. 看向物品 2 秒钟的教导程序

步骤	说明
1. 教导者和孩子面对面坐在桌子两边。	
2. 教导者获取孩子注意力。	• 确保孩子与教导者有目光接触。
3. 教导者将 1 个物品呈现在孩子面前，同时发出指令："看。"	
4. 当孩子看向物品时，教导者马上按下计时器（倒计时为 2 秒钟）。	• 教导者不要让孩子看到计时器上的时间。
5. 如果孩子一直看着物品，在计时器响起时，教导者马上夸奖孩子："太棒了，你一直在看着【物品名称】！"同时奖励 1 个代币。	• 如果在计时器响之前，孩子的视线从物品上移开，教导者马上按停计时器，同时给予反馈："不对哦，你要看着【物品名称】一直到计时器响才能有代币哦。我们再试一次。"当前回合失败，记为错误反应。
6. 教导者记录数据。	• 当孩子集满约定数量的代币时可用其交换强化物。如果强化物是食物，等待孩子吃完食物（口腔清空）；如果强化物是玩具，让孩子玩 8~10 秒钟后收回。
7. 重复步骤 2~6。	• 每次训练 10 个回合。

训练阶段（若孩子未达到训练二的完成标准）

- 阶段一：看偏好物 1 秒钟。
- 阶段二：看偏好物 2 秒钟。
- 阶段三：看中性物 2 秒钟。

数据记录

- 正确反应：孩子在听到指令后一直看着物品达到阶段预设的时长标准。
- 错误反应：孩子在听到指令后看着物品未能达到阶段预设的时长标准。
- 孩子在听到指令后未看向物品，不记录数据。
- 正确反应百分比 $= \dfrac{\text{正确反应的回合数（10）}}{\text{总回合数}} \times 100\%$

完成标准

- 连续两次训练（跨两天）的正确反应百分比达到 80% 以上。

日 常 练 习

即使孩子在特定训练中会持续对"看"的指令做出反应，也不代表孩子在其他训练项目或在日常生活中对看的指令有反应。原因在于：

- 在"看"的训练中，孩子清楚知道教导者的期望，换句话说，即使教导者不说"看"，孩子也会去看教导者呈现的东西。
- 在"看"的训练中，孩子知道只要"看"了就会得到强化物，而在其他训练或日常生活中，孩子"看"了之后，跟随的往往并不是强化物（比如，有的训练是在"看"之后去执行任务），所以行为发生的可能性自然就降低了。

因此，我们要在日常生活中让孩子练习这个技能，并给予适当的强化，以帮助孩子养成听到"看"这一指令就做出反应的习惯。

课题 6　模仿

　　模仿是一个学习的基础技能。小龄孩子在自然环境中习得的很多新技能，都是通过自发的模仿来学会的。比如，小朋友看见妈妈擦桌子，自己会拿着纸巾东擦擦西擦擦。比如，小朋友看着电视里的儿歌节目，会跟随音乐做一些简单的动作，这些都是自发的模仿。再比如，我们教小朋友玩玩具，并不一定需要手把手教导孩子怎么做，只需要示范一下孩子就能做出一样的动作，慢慢就知道怎么玩了。模仿技能的使用是贯穿一生的，只要我们在学习新的技能，我们就会用到模仿。

　　然而，部分有特殊需求的孩子并不具备模仿的能力。这里所说的不具备模仿能力并不是指孩子完全不看不学，而是指孩子不会按要求去看去学。很多时候，家长会告诉我们孩子是具备模仿的能力的，因为在生活中，在家长没有特别教导的情况下，孩子只是通过看家长怎么做就学会了某些操作技能。比如，喜欢看电视的孩子，在家长没有特别教导的情况下，会自己按遥控器打开电视机。这一情况确实体现了模仿能力，但却不足够。我们所要求的模仿是有意识地主动模仿。也就是说，在被他人要求"做一样的"时，无论这个动作或活动是否是孩子感兴趣的，他都能尝试去做一样或类似的动作。

　　在训练中，不具备模仿能力的孩子常出现两种情况。第一种是无反应，当我们做出示范的动作并要求孩子做一样的时，孩子不做出任何反应。第二种是错误反应，在我们给出示范后，孩子随机地做出不一样的动作。孩子所做的动作多数是他所熟练的，或者是前面刚刚被强化过的动作。所以，无论孩子在日常生活中是否出现自发地学习模仿，只要上述两种情况存在，我们就需要展开模仿技能的训练。

　　准备行为中的模仿训练分为两个部分，一个是大动作模仿，一个是物品操作模仿。大动作模仿指的是纯肢体地做出和示范一样的动作，如拍手、跺脚、摸头等简单动作。物品操作模仿指的是结合物品做出动作，如推汽车、叠积木、敲铃鼓等。在本课题中，训练一、二介绍大动作模仿的训练如何展开，训练三、四介绍物品操作模仿的训练。两者没有先后的顺序关系，先训练任何一种技能都可以，也可以同时展开。

训练一 一步大动作模仿

目标行为

• 当教导者示范 1 个简单大动作，同时发出指令"这样做"时，孩子能独立在 2 秒钟内做出与示范相同的动作，且两者的相似度达到 80% 以上。

*如果是静止动作，如举手，需要孩子在做出动作后保持姿势 1 秒钟；如果是持续动作，如拍手，需要孩子连续反复动作至少 3 次。

动作选择

• 孩子会做（在日常生活中观察到孩子无意识地做出过相同或类似动作）或孩子完全有能力学习的动作。

*常用动作：拍手、举手、摸头、摸肚子、拍腿、跺脚、摸脸、侧平举（小鸟飞）、挥手。

*注意：在同一个时期内，不要教与一步指令训练项目中相同的动作。

阶段设置

• 每个阶段教 3 个动作。

• 同一个阶段不要挑选过于接近的动作去教，比如举手和挥手不应出现在同一个阶段中。

• 每次训练中，每个回合（以 12 个回合为例）选教的动作不要有顺序上的规律（正确顺序举例：ABCBACCBACAB；错误顺序举例：ABCABCABCABC）。

• 每次训练中，每个动作出现的次数相同，比如 3 个动作共教导 12 个回合，那么每个动作出现 4 次。

• 每次训练中，同一个动作连续出现不超过 2 次，即不要连续 3 个或 4 个回合都教同一个目标动作（错误顺序举例：AAAABBBBCCCCDDDD）。

教导程序

表 17. 一步大动作模仿的教导程序

步骤	说明
1. 教导者和孩子面对面坐。	• 教导者与孩子相向而坐，两人之间没有障碍物（如桌子）。
2. 教导者获取孩子注意力。	• 确保孩子与教导者有目光接触。
3. 教导者随机示范 1 个目标动作，同时发出指令："这样做。"	
4. 教导者辅助孩子做出相同动作。	• 如果孩子做出错误反应，进入错误纠正程序。
错误纠正程序	
JC-1. 教导者阻挡孩子的动作。	• 不要让孩子在做出错误反应后仍然完成全部动作。
JC-2. 重复教导程序步骤 2，教导者要求孩子安坐，然后重新获取孩子的注意力。	• 确保孩子与教导者有目光接触。
JC-3. 重复教导程序步骤 3，教导者重新示范动作，同时发出指令："这样做。"	
JC-4. 重复教导程序步骤 4，教导者马上提供辅助，帮助孩子做出相同动作。	• 可以给予全辅助，也可以在之前的辅助基础上提高介入程度，但需要确保给予的辅助能让孩子做出正确反应。
5. 当孩子完成相同的动作后，教导者马上夸奖孩子："对了，和老师做一样的动作了。"同时给予强化。	
6. 教导者记录数据。	• 如果强化物是食物，等待孩子吃完食物（口腔清空）；如果强化物是玩具，让孩子玩 8~10 秒钟后收回。
7. 重复步骤 2~6。	• 每次训练 10 个回合。

辅助与辅助渐褪

• 肢体辅助：教导者手把手地帮助孩子完成动作。静止动作需要保持姿势至少 1 秒钟，动态动作需要辅助孩子连续反复 3 次。

• 辅助渐褪：从多到少地撤除辅助。教导者给予全辅助，辅助孩子做出动作（但由孩子自己保持姿势或重复动作）→辅助孩子做出一半的动作（剩下的动作由孩子独立完成）→辅助起始动作→无辅助。

＊如果在减少辅助后，孩子未能按要求完成动作，教导者需马上增加辅助的力度，尽量确保孩子流畅地完成整个动作（避免做一半停下来，辅助后接着做另一半动作）。

＊如果因为辅助不及时，孩子在完成动作的过程中已经出现了停滞或其他动作，比如，孩子拍了一下手之后出现甩手的动作，教导者需要让孩子回到初始的准备状态，重新做完整的动作。

＊在使用全辅助时，教导者发出指令后 0 秒延迟，马上给予辅助。需要注意，教导者在指令完全发出后（话音已落）给出辅助，而不是一边说一边给。

＊在撤除辅助时，教导者在发出指令后略做等待，给孩子独立反应的机会，最长等待时间不超过 2 秒钟。当教导者发现孩子有错误倾向的时候（比如应该摸头，孩子的起始动作显示他是要去拍腿），马上阻挡孩子或立刻给予辅助。辅助时间延迟的判断原则是确保孩子尽量不出现错误反应，避免孩子在听到指令后出现"错误（半错误）—辅助下正确"的反应模式。

数据记录

● 正确反应：孩子在听到指令后 2 秒钟内独立做出目标动作。

● 辅助下的正确反应：孩子在听到指令后 2 秒钟内，在教导者的辅助下做出目标动作。

● 错误反应：孩子在听到指令后做出与示范不一样的动作，后在错误纠正程序中由教导者辅助做出目标动作。

● 错误纠正程序中的反应不记录数据。

● 总回合数＝正确反应回合数+辅助下正确反应回合数+错误反应回合数

● 正确反应百分比＝$\dfrac{\text{正确反应的回合数}}{\text{总回合数}} \times 100\%$

● 错误反应百分比＝$\dfrac{\text{错误反应的回合数}}{\text{总回合数}} \times 100\%$

完成标准

● 连续两次训练（跨两天）的正确反应百分比达到 80% 以上，当前阶段的训练完成，进入测试。

训练设计说明

第一，教导者与孩子相向而坐，便于孩子能够观察到教导者的示范动作。

第二，教导者和孩子之间没有障碍物（如桌子），便于教导者观察孩子的动作，同时也便于教导者及时给予辅助。

第三，选择的目标动作一定是孩子目前有能力完成的。比如"拍手"动作，有一些孩子因为缺少双手协调能力，所以学习拍手对他们而言就会相对困难。对于这一类孩子，拍手就不适合作为模仿训练中的目标动作。再比如，"举手"也是一个看起来容易完成的动作，但有的孩子无法抬高手臂将手举过头顶，即使在辅助下抬高了手臂也无法独立保持姿势，那么举手这个动作也不宜作为模仿的目标动作。

第四，选教的三个目标动作最好区别比较大。拍手、摸肚子、跺脚就是三个区别比较大的动作，而摸眼睛、摸鼻子、摸嘴则是三个比较接近的动作。区别大的动作容易帮助孩子区辨示范动作之间的不同，也容易让教导者看清孩子的动作是否正确。

第五，给出的指令一定是"这样做"或类似指令，不要直接命名要做的动作。因为如果孩子能听懂指令（或在训练中慢慢明白了指令的意思），就有可能在听到指令后做相应的动作，而不是看到示范去做一样的动作，那么这就不是一个单纯的模仿行为，也就达不到训练的目标了。

测　　试

选择 3 个全新的动作（未在训练中使用过的动作）进行测试。

测试程序

表 18. 一步大动作模仿的测试程序

步骤	说明
1. 教导者和孩子面对面坐。	• 教导者与孩子相向而坐，两人之间没有障碍物（如桌子）。
2. 教导者获取孩子注意力。	• 确保孩子与教导者有目光接触。
3. 教导者随机示范 1 个目标动作，同时发出指令："这样做。"	
4. 教导者等待孩子做出反应。	• 如果孩子无反应，教导者等待 2 秒钟后给予反馈；如果孩子做出错误的动作，教导者在孩子做完动作后给予反馈。
5. 无论孩子是否做出相同的动作，教导者均给予中性反馈："好的。"	
6. 教导者记录数据。	
7. 重复步骤 2~6。	• 每次测试每个动作尝试 3 次。

测试决策

• 如果孩子在测试中的正确反应百分比未达到 80%，且单个动作的正确模仿百分比未达到 100%（3 次尝试中出错 1 次以上），我们在接下来的训练阶段继续使用这 3 个动作。

• 如果孩子在测试中的正确反应百分比达到 80% 或 80% 以上，我们再给出 3 个新的动作进行测试。

• 如果孩子在两组或两组以上测试中正确反应百分比都达到 80% 或 80% 以上，说明孩子已经基本掌握了一步大动作模仿这一准备行为，本项训练结束。

教学误区

辅助不及时

　　需要介入模仿训练的孩子一般是还不具备学习能力的孩子，他们的整体学习和认知能力都比较弱。所以，在这个阶段不要期望孩子能主动学、自然地学，不要在孩子偶尔一两次做出正确反应后就认为孩子是会的，于是不给予辅助，等孩子自己做出反应。

　　如果辅助不及时，可能造成以下两个后果。

　　●对于不反应的孩子，可能造成辅助依赖：在听到指令后，孩子不做反应，直到教导者给予辅助。在延迟的辅助下，孩子可能已经忘了示范的动作是什么，从而单纯地依赖教导者的肢体辅助去完成动作，然后得到强化。

　　●对于急于反应的孩子，可能养成"错误—正确"的反应模式：孩子在听到指令后随便做一个动作（可能是错误动作），然后在教导者辅助下做出正确动作，最终也一样得到强化。

辅助撤除过快

　　本项目使用的是无错误教学，由教导者从多到少地撤除辅助，辅助渐褪的基本原则是确保孩子尽量不出错。所以，在教导过程中教导者要对给予辅助的程度适时把控，而不只是"有辅助"和"无辅助"。

　　教导者可以根据孩子的错误反应率来判断给予的辅助是否恰当。如果孩子的错误反应率始终是0，有可能是辅助过多了，孩子没有犯错的机会，同时也减少了孩子独立反应的机会。如果孩子的错误反应率超过20%，说明给予的辅助太少了，造成孩子出现大量错误反应。

不给予连续强化

　　在训练中，我们可能会遇到一些特别配合的孩子，他们全程都能跟随教导者的指令。在这种情况下，很多新手老师或家长会忘了给予强化。大家需要谨记，强化物的作用是提高每个训练项目中的目标行为在未来的发生频率，而不是孩子配合行为的发生频率。比如在模仿训练中，我们想要孩子建立并巩固的是孩子看到示范动作后做出一样动作的行为，而不是孩子的配合（听到指令就去做）行为。在每一个训练回合中，只要孩子做出了正确反应，我们就需要给予强化。在训练初期可能是直接强化，即做出正确反应后马上给予强化物（食物或玩具）。对于有训练配合度的孩子，我们可以给予代币作为强化，但同样需要做到每一回合中的每一正确反应之后都给一个代币。

错误判断正确反应

　　由于我们连续地让孩子模仿 3 个目标动作中的任意一个，并且在孩子做出正确动作之后给予强化，孩子首先理解的可能是"做出某个动作就可以得到强化物"，而不是"做出与示范一样的动作就可以得到强化物"。在这种情况下，孩子可能出现在没有示范和指令的情况下做出训练中的目标动作，比如孩子一边吃着（强化物），一边拍手（训练中的目标动作）。这时，教导者不要对孩子的拍手动作进行反馈（如夸奖），更不要因此给予强化。教导者可以和孩子进行相关互动，比如和孩子一起拍手，同时说："我们一起来拍拍手。"

训练二　连续动作模仿

目标行为

- 当教导者发出指令"跟我做"并匀速（平均 1~2 秒钟一个动作）示范一系列动作时，孩子能够持续地跟随，并做出目标动作。每一个动作需在示范后 1 秒钟内做出。

　＊根据孩子的能力（注意力时长、等待强化物的时长），确定每个回合中连续模仿的动作数量，一般为 6~8 个。在训练时，每个回合的示范动作数量相同。

动作选择

- 孩子能做出训练一要求的动作（可以是教导中学会的，也可以是测试中发现孩子已经掌握的）。

教导程序

表 19. 连续动作模仿的教导程序

步骤	说明
1. 教导者和孩子面对面坐。	• 教导者与孩子相向而坐，两人之间没有障碍物（如桌子）。
2. 教导者获取孩子注意力。	• 确保孩子与教导者有目光接触。
3. 教导者发出指令："跟我做。"同时示范第一个动作。	• 如果孩子未能马上跟上，教导者保持示范的动作，同时发出指令："做一样的。" • 如果孩子仍然未做出目标动作，教导者给予肢体辅助。
4. 当孩子做出目标动作，在孩子完成该动作后，教导者示范下一个动作，重复步骤 3。以此类推，直到完成计划的动作数量（6~8 个）。	• 如果孩子会的动作不多，教导者示范的动作可以有重复。 • 在训练初期，孩子虽然会模仿，但未被要求过连续做出反应，所以在他模仿了一个动作后，可能不会马上去模仿第二个动作，因此教导者的示范节奏需要放慢一些。 • 在训练后期，教导者匀速做出示范动作（1~2 秒一个动作）。
5. 在完成全部的动作模仿后，教导者马上夸奖孩子："真棒，你跟着老师做了哦!"同时给予直接强化。	• 如果强化物是食物，等待孩子吃完食物（口腔清空）；如果强化物是玩具，让孩子玩 8~10 秒钟后收回。

（续表）

步骤	说明
6. 教导者记录数据。	
7. 重复步骤 2~6。	• 每次训练 10 个回合。

数据记录

- 每一个示范的动作为一个反应。
- 每一个回合包含固定数量动作（6~8 个）。
- 正确反应：教导者示范一个动作后，孩子马上跟随做出相同动作。
- 错误反应：教导者示范一个动作后，孩子没有马上跟随，在教导者发出指令或给予肢体辅助后才做出相同动作。
- 正确回合：孩子全程跟随教导者，在教导者每示范一个动作后都马上独立做出相同动作。
- 错误回合：在一个回合中，孩子在任意一个示范指令下未能跟随，教导者使用了辅助，整个回合记录为错误回合（无论教导者使用了多少次辅助）。
- 正确回合百分比 $=\dfrac{正确回合数}{总回合数}\times100\%$
- 正确反应百分比 $=\dfrac{总正确反应数}{总反应数}\times100\%$
- 总正确反应数 = 每个回合的正确反应数之和
- 总反应数 = 每个回合的动作数量×回合数

完成标准

- 连续两次训练（跨两天）的正确反应百分比达到 80% 以上。

训练三　不同物品的操作模仿

在本项训练中，孩子可以根据呈现的物品来做出动作，所以并未真正对孩子做出观察的要求，但训练的形式是以观察模仿的方式展开的。本训练主要目的是帮助孩子掌握物品操作的能力。

目标行为

- 当教导者呈现 1 个物品并进行简单地示范操作，同时发出指令"这样做"时，孩子能独立在 2 秒钟内做出目标动作，且两者的相似度达到 80% 以上。

　　*对正确反应的判断注意以下问题：

　　　　◈如果是持续动作，如推小汽车，需要孩子连续反复动作至少 3 次。

　　　　◈如果是有明确起点和终点的动作，孩子需要完成动作的全过程，如喝水，孩子需要拿起水杯放到嘴边、仰头做出喝水的动作。

　　　　◈如果是完成任务类型的动作，可以以完成的结果作为标准，如将积木放进杯子里，我们只需要看到积木最终在杯子里，孩子在执行的过程中没有不当行为（比如玩积木、用积木敲桌子等），至于把积木拿起来、放进去的动作形态可以不做要求。

动作选择

- 孩子会做（在日常生活中观察到孩子无意识地做出过相同或类似动作）或孩子完全有能力学习的操作动作。

　　*常用动作：把积木放进杯子里、两块积木搭高、用杯子喝水、用纸巾擦桌子、用纸巾擦嘴巴、用毛巾擦脸、用梳子梳头、推小汽车、摇沙锤等。

阶段设置

- 每个阶段教 3 个物品操作动作，每个动作不要只用一个物品来教。
- 每次训练中，每个回合教的动作不要有顺序上的规律。
- 每次训练中，每个动作出现的次数相同。
- 每次训练中，同一动作连续出现不超过 2 次。

教导程序

表 20. 不同物品操作模仿的教导程序

步骤	说明
1. 教导者和孩子面对面坐在桌子两边。	
2. 教导者将 2 个相同的物品呈现在桌面上，一个在孩子面前，另一个在自己面前。	• 不需要将物品恢复原样的动作，可以共用一个物品，比如喝水、用积木敲桌子。但如果是教导者操作示范完需要恢复原样的物品，建议准备两个一样的，比如放进杯子里的积木。
3. 教导者获取孩子注意力。	• 确保孩子与教导者有目光接触。
4. 教导者随机示范一个目标动作，同时发出指令："这样做。"	
5. 教导者辅助孩子做出相同动作。	• 如果孩子做出错误反应，进入错误纠正程序。
错误纠正程序	
JC-1. 教导者阻挡孩子的动作。	• 不要让孩子在做出错误反应后仍然完成全部动作。
JC-2. 教导者重新调整物品呈现的位置。	
JC-3. 重复教导程序步骤 3，教导者要求孩子安坐，然后重新获取孩子的注意力。	• 确保孩子与教导者有目光接触。
JC-4. 重复教导程序步骤 4，教导者重新示范动作，同时发出指令："这样做。"	
JC-5. 重复教导程序步骤 5，教导者马上给予辅助，帮助孩子做出相同动作。	• 可以给予全辅助，也可以在之前的辅助基础上提高介入程度，但需要确保给予的辅助能让孩子做出正确反应。
6. 当孩子完成相同的动作后，教导者马上夸奖孩子："对了，我们做的是一样的。"同时给予强化。	• 如果强化物是食物，等待孩子吃完食物（口腔清空）；如果强化物是玩具，让孩子玩 8~10 秒钟后收回。
7. 教导者记录数据。	
8. 重复步骤 2~7。	• 每次训练 10 个回合。

辅助与辅助渐褪

• 肢体辅助：手把手地帮助孩子完成动作。

• 辅助渐褪：从多到少地撤除辅助。教导者给予全辅助，辅助孩子做出动作（但由孩子自己保持姿势或重复动作）→辅助孩子做出一半的动作（剩下的动作由孩子独立完成）→辅助起始动作→无辅助。

　　*如果在减少辅助后，孩子未能按要求完成动作，教导者需马上增加辅助的力度，尽量确保孩子流畅地完成整个动作（避免做一半停下来，辅助后接着做另一半动作）。

　　*在使用全辅助时，教导者发出指令后 0 秒延迟，马上给予辅助。需要注意，教导者在指令完全发出后（话音已落）给予辅助，而不是一边说一边给。

　　*在撤除辅助时，教导者在发出指令后略做等待，给孩子独立反应的机会，最长等待时间不超过 2 秒。当教导者发现孩子有错误倾向的时候，马上阻挡孩子或立刻给予辅助。辅助时间延迟的判断原则是确保孩子尽量不出现错误反应，避免孩子在听到指令后出现"错误（半错误）—辅助下正确"的反应模式。

数据记录

- 正确反应：孩子在听到指令后 2 秒钟内做出目标动作。
- 辅助下的正确反应：孩子在听到指令后 2 秒钟内，在教导者的辅助下做出目标动作。
- 错误反应：孩子在听到指令后做出与示范不一样的动作，之后在错误纠正程序中由教导者辅助做出目标动作。
- 错误纠正程序中的反应不记录数据。
- 总回合数=正确反应回合数+辅助下正确反应回合数+错误反应回合数
- 正确反应百分比=$\dfrac{正确反应的回合数}{总回合数}\times100\%$
- 错误反应百分比=$\dfrac{错误反应的回合数}{总回合数}\times100\%$

完成标准

- 连续两次训练（跨两天）的正确反应百分比达到 80% 以上，当前阶段的训练完成，选择 3 个新动作，进入下一阶段的训练。
- 一般在完成 2~3 个阶段的练习后，就可以进入训练四，即同一物品不同动作的操作模仿。

训练四　同一物品的操作模仿

完成训练三之后，孩子已具备物品操作能力，这时开始介入观察模仿技能的训练。

目标行为

- 当教导者呈现 1 个物品，同时发出指令"这样做"时，孩子能独立在 2 秒钟内做出目标动作，且两者的相似度达到 80% 以上。

动作选择

- 用同一个物品设计 3 个简单动作，可以使用其他物品进行配合操作。选教的动作仍然是孩子会做或有能力学习的。

  *例 1. 积木操作：两块积木搭高、用一块积木敲敲桌子、把一块积木放进杯子里、两只手各拿一块积木互敲。

  *例 2. 杯子操作：两个杯子套在一起、把一个杯子翻过来放、用杯子喝水、假装从一个杯子往另一个杯子倒水。

  *例 3. 玩具小汽车操作：在桌面上推一推玩具小汽车、把玩具小汽车放在头顶、把玩具小汽车的门打开、转一转玩具小汽车的轮子。

  *例 4. 纸巾操作：用纸巾擦桌子、用纸巾擦脸/嘴、把纸巾扔进垃圾筒（桌上可以放一个小垃圾桶）、撕纸巾。

阶段设置

- 每个阶段针对 1 个物品设计 3 个操作动作。

教导程序

教导程序和训练一的基本相同，唯一不同之处在于物品的呈现方式。

- 在训练三中，每个回合只呈现当前回合需要操作的物品。而在训练四中，所有回合里使用的物品全都呈现在桌面上。比如前文提到的积木操作，在训练时，桌面上需呈现两块积木、一个杯子。

完成标准

- 连续两次训练（跨两天）的正确反应百分比达到 80% 以上，进入测试。

测　　试

选择 1 个新的目标物品，设计 3 个简单动作。

测试程序

测试程序与训练四的教导程序基本相同，但需注意以下三点：

（1）在测试过程中不给予辅助；

（2）在孩子反应后给予中性反馈；

（3）强化不跟随正确目标反应，而是在 2~3 个反应后（无论正确与否）跟随孩子的其他适当行为，比如"坐好，手放好"或"眼睛看老师"。

具体操作流程可参考一步大动作模仿的测试程序。

测试决策

• 如果孩子在测试中的正确反应百分比未达到 80%，继续使用这一目标物品介入第二阶段的训练。

• 如果孩子在测试中的正确反应百分比达到 80% 或 80% 以上，重新选择一个物品设计 3 个简单动作进行测试。

• 如果孩子在两组或两组以上动作测试中的正确反应百分比都达到 80% 或 80% 以上，本训练结束。

课题 7　基础配对

　　配对是一种学习的基础能力。配对帮助我们建立生活中各种元素之间的关系，让我们更好地认识和理解我们所处的环境。最简单的配对是建立形态完全相同或相似的物品之间的关联，比如，在收拾餐具的时候，我们把碗和盘子分开放置；收拾衣服的时候，我们将不同类型的衣服（不完全相同，但相似）分开叠放。更多的配对是建立形态上全无共性但因其他特性而产生的关联，比如职业、功能、场所、用具等。将这些不同元素配对后，我们对于特定概念的理解与运用就应运而生，比如，看到穿白大褂（服装）的人，我们知道他是医生，他在医院工作，他是给人看病的。再比如，要刷牙，我们会去卫生间，找牙刷、牙膏和杯子。听者技能的建立也是一种关联，即听到的名词与事物之间的关系。当我们听到他人说"苹果"，与之关联的是物品（苹果）、颜色（红或绿）、味道（甜）、口感（清脆或绵软）、类别（水果），甚至功能（有利于健康）。

　　在准备行为训练阶段，我们最主要的目标是帮助儿童建立配对的意识，即把两个因某种特定因素而关联的物品放到一起。其中最简单的配对就是完全相同的实物物品的配对，即把两个完全相同的物品放到一起。同时，我们也需要丰富配对的形式，包括图片与图片的配对，图片与实物的配对，把样本物品和相同的物品放到一起，从桌面上拿取和样本相同的物品。当孩子对于未经训练的新物品可以完成上述这四项任务，说明孩子已经具备了基础的配对技能，后续就可以通过配对的方式来教导事物之间的关联关系，如类别配对、阴影配对、局部与整体配对、细节配对等。

训练一　完全相同的实物配对

目标行为

- 当教导者在孩子面前呈现 1 个物品，同时发出指令"一样的放一起"时，孩子能独立在 2 秒钟内将该物品与桌面上 3 个物品中那个一样的放在一起。

* 比如，桌子上有玩具小汽车、积木和玩具小鸭子，教导者将一个与桌上玩具小汽车完全一模一样的玩具小汽车交给孩子，孩子能将这个玩具小汽车与桌子上的那个放在一起。

教学材料

- 每个阶段准备 3 个物品进行配对训练。

- 每种物品准备 2 个完全相同的，一个作为样本刺激，另一个作为区辨（干扰）刺激。

* 样本刺激是指在教导时呈现给孩子看的那个物品，区辨（干扰）刺激是指放置在桌面上的 3 个物品。

* 3 个物品在外形、颜色上要有比较大的区别，以降低区辨的难度。比如，橘子和玩具小汽车的区别相对较大，牙刷和笔之间的区别相对较小，而橘子和橙子之间的区别就太小。

* 每次训练中，每个回合（以 12 个回合为例）选择的物品不要有呈现顺序上的规律（正确顺序举例：ABCBACCBACAB；错误顺序举例：ABCABCABCABC）。

* 每次训练中，每个物品出现的次数相同，比如用 3 个物品共教导 12 个回合，那么每个物品出现 4 次。

* 每次训练中，同一个物品连续出现不超过 2 次，即不要连续 3 个或 4 个回合都用同一个物品（错误顺序举例：AAAABBBBCCCCDDDD）。

教导程序

表 21. 完全相同的实物配对的教导程序

步骤	说明
1. 教导者和孩子面对面坐在桌子的两边。	
2. 教导者将 3 个物品呈现在孩子面前的桌上。	• 3 个物品水平排列，物品之间间隔 5~10 厘米，且全部在孩子的视野观察范围内（即孩子不需要大幅度转头就可以看到全部物品）。 • 每 1~2 个回合后变换物品的位置。
3. 教导者获取孩子的注意力。	• 确保孩子与教导者有目光接触。
4. 引导孩子观察桌面上的物品（仅针对不主动观察桌面物品的孩子）。	• 对于观察能力弱的孩子，教导者按顺序指桌面上的物品，每指一个物品的同时发出"看"的指令，在孩子有明显看的反应后指下一个物品。 • 对于有观察能力但不会主动去看的孩子，教导者在发出"看"的指令的同时，用手指以正常速度触碰 3 个物品，确保孩子的视线扫过全部物品。 • 对于有观察反应的孩子，跳过此步骤。
5. 教导者呈现一个样本物品在孩子面前，同时发出指令："一样的放一起。"	• 如果孩子在拿到物品后出现玩物品的行为，教导者需使用最有效的辅助方式让孩子停止玩的动作。一般情况下，口语提示的作用并不大，需要使用肢体阻挡。
6. 教导者辅助孩子将样本物品与桌面上相同的目标物品放在一起。	• 如果孩子做出错误反应，进入错误纠正程序。

错误纠正程序	
JC-1. 教导者阻挡孩子的动作，并收回样本物品。	• 不要让孩子在有明显的错误倾向后仍然完成全部动作。
JC-2. 重复教导程序步骤 3，教导者重新获取孩子的注意力。	• 如有需要，先把桌上的物品摆放整齐，但不要换位置。
JC-3. 重复教导程序步骤 4，教导者再一次呈现样本物品，并发出指令："一样的放一起。"	
JC-4. 重复教导程序步骤 5，教导者马上给予辅助，帮助孩子把一样的物品放到一起。	• 可以给予全辅助，也可以在之前的辅助基础上提高介入程度，但需要确保给予的辅助能让孩子做出正确反应。

（续表）

步骤	说明
7. 当孩子将一样的物品放在一起后，教导者马上夸奖孩子："对了，它们是一样的。"同时给予强化。	
8. 教导者记录数据。	• 如果强化物是食物，等待孩子吃完食物（口腔清空）；如果强化物是玩具，让孩子玩 8~10 秒钟后收回。
9. 重复步骤 2~8。	• 每次训练进行 12~15 个回合。

辅助与辅助渐褪

- 肢体辅助：教导者手把手地帮助孩子将手中的物品放在对应的目标物品上。
- 手势辅助：教导者手指指向目标物品。

＊对刚介入训练的孩子先使用肢体辅助，然后逐渐改为手势辅助。

- 辅助渐褪：撤除肢体辅助时，教导者使用从多到少地撤除这一方式。（1）辅助孩子把手中的物品放到目标物品上方，教导者不用力，等孩子自己放下物品；（2）辅助孩子拿着物品移向目标物品位置，在快接近目标物品的时候不再用力，让孩子完成余下的动作；（3）教导者抓着孩子的手往目标物品的方向推出，不再用力，让孩子完成余下的动作，同时可以给予手势辅助。

当肢体辅助完全转为手势辅助时，我们再通过增加辅助延迟时间的方法来撤除手势辅助。教导者在发出指令后，先等一下，根据孩子的反应来决定是否给予辅助。如果孩子手动的方向是错误的，教导者马上给予手势辅助，手指指向目标物品。

＊在转为手势辅助后，并不是一定不能再用肢体辅助。有的时候孩子会出现对于手势辅助不做反应的情况，即孩子没有跟随教导者的手势去放物品，这时教导者需要进一步提高辅助力度，可能需要回到肢体辅助。

＊如果在发出指令后孩子不反应，教导者先推一下孩子的手臂，提示孩子去放（可以不记录为辅助，即如果这时孩子将物品和目标物品放在一起，仍然可以记录为正确反应），但如果等了 2 秒钟后孩子仍然无反应，教导者给予手势辅助。

＊在错误纠正程序中，教导者可以不使用最高级别的辅助，但无论是给予肢体辅助还是手势辅助，都不使用时间延迟。

数据记录

- 正确反应：孩子在听到指令后 2 秒钟内独立将样本物品与桌面上的目标物品放

在一起。

• 辅助下的正确反应：孩子在听到指令后 2 秒钟内，在教导者的辅助下将样本物品与桌面上的目标物品放在一起。

• 错误反应：孩子将样本物品与错误的物品放在一起，之后在错误纠正程序中，在教导者的辅助下将样本物品与正确的目标物品放在一起。

• 错误纠正程序中的反应不记录数据。

• 总回合数＝正确反应回合数+辅助下正确反应回合数+错误反应回合数

• 正确反应百分比＝$\dfrac{\text{正确反应的回合数}}{\text{总回合数}} \times 100\%$

• 错误反应百分比＝$\dfrac{\text{错误反应的回合数}}{\text{总回合数}} \times 100\%$

完成标准

• 连续两次训练（跨两天）的正确反应百分比达到 80% 以上，当前阶段的训练完成，进入测试。

测　　试

选择 3 个新的物品进行测试。物品的选择原则与训练一的相同。

测试程序

表 22. 完全相同的实物配对的测试程序

步骤	说明
1. 教导者和孩子面对面坐在桌子两边。	
2. 教导者将 3 个物品呈现在孩子面前的桌上。	• 每 1~2 个回合后变换物品的位置。
3. 教导者获取孩子注意力。	• 确保孩子与教导者有目光接触。
4. 教导者呈现一个样本物品在孩子面前，同时发出指令："一样的放一起。"	
5. 无论孩子是否做出正确反应，教导者都给予中性反馈："好的。"	
6. 教导者记录数据。	• 每 2~3 个指令后，教导者在要求孩子把手放好后夸奖孩子的安坐行为："真棒，你有坐好!""真棒，你把手放好了!"同时给予强化。 • 如果强化物是食物，等待孩子吃完食物（口腔清空）；如果强化物是玩具，让孩子把玩 8~10 秒后收回。
7. 重复以上步骤 2~6。	• 每次测试每个物品尝试 3 次。

测试决策

• 如果孩子在测试中的正确反应百分比未达到 80%，我们继续使用这 3 个物品介入第二阶段的训练。

• 如果孩子在测试中的正确反应百分比达到 80% 或 80% 以上，我们再给出 3 个新的物品进行测试。

• 如果孩子在两组或两组以上测试中的正确反应百分比都达到 80% 或 80% 以上，说明孩子已经基本掌握了完全相同的实物配对这一准备行为，本项训练结束，可进入训练三"完全相同的图片配对"的教学。同时，可以介入训练二"逆向配对"。

训练二 逆向配对——拿取相同的物品

配对的形式除了将一样的物品放在一起，也可能是照着样本物品去拿相同的。如果发现孩子不会照着样本物品去拿相同的，就需要通过训练来教导孩子。

目标行为

• 当教导者在孩子面前呈现 1 个物品，同时发出指令"拿一样的"时，孩子能独立在 2 秒钟内从桌面上 3 个物品中拿起完全相同的物品递给教导者。

教学材料

• 与训练一的教学材料相同，建议使用训练一中已经出现的配对物品。

教导程序

教导程序与训练一的相同，但完成了训练一的孩子，在看到相同的训练设置时，会习惯性地来拿教导者手中的样本物品。所以，在刚介入训练时，教导者需要及时辅助。

同样的，教导者先使用肢体辅助，手把手地帮助孩子拿起桌面上相同的物品后递交。每练习 3~5 个回合后，教导者加入时间延迟，观察孩子的反应是去拿桌面物品还是教导者手中的物品。当孩子在听到指令后持续地去拿桌面物品（无论正确与否）时，教导者不再使用肢体辅助，改用手势辅助。辅助渐褪的方法与原则与训练一的相同。

数据记录

• 与训练一的数据记录方式完全相同。

完成标准

• 连续两次训练（跨两天）的正确反应百分比达到 80% 以上，当前阶段的训练完成，进入测试。

测　　试

选择 3 个新的物品进行测试。物品的选择原则与训练一的相同。

测试程序

本测试的测试程序与训练一的测试程序基本相同。

测试决策

● 如果孩子在测试中的正确反应百分比未达到 80%，我们继续使用这 3 个物品介入第二阶段的训练。

● 如果孩子在测试中的正确反应百分比达到 80% 或 80% 以上，我们再给出 3 个新的物品进行测试。

● 如果孩子在两组或两组以上测试中的正确反应百分比都达到 80% 或 80% 以上，本项训练结束。

训练三 完全相同的图片配对

目标行为

- 当教导者在孩子面前呈现 1 张图片，同时发出指令"一样的放一起"时，孩子能独立在 2 秒钟内将此图片与桌面上 3 张图片中一样的放在一起。

教学材料

- 每个阶段准备 3 组图片，每组图片有完全相同的 2 张。
- *图片的选择原则与训练一的相同。
- *图片背景最好是白色的，以免孩子通过背景颜色去配对，而不是通过观察图片上的物品。

教导程序

- 与训练一的教导程序基本相同。
- 因为孩子已经完成了一个或多个配对阶段的练习，应该已经建立了拿起图片去放的意识，所以本训练中基本不再需要使用肢体辅助，直接使用手势辅助。
- 使用全辅助时，在发出指令后马上（0 秒延迟）用手指指向目标图片。辅助渐褪时，增加 2 秒钟的时间延迟。

数据记录

- 与训练一的数据记录方式完全相同。

完成标准

- 连续两次训练（跨两天）的正确反应百分比达到 80% 以上，当前阶段的训练完成，进入测试。

测　　试

选择 3 张新的图片进行测试。

测试程序

本测试的测试程序与训练一测试的基本相同。

测试决策

• 如果孩子在测试中的正确反应百分比未达 80%，我们继续使用这 3 张图片介入第二阶段的训练。

• 如果孩子在测试中的正确反应百分比达到 80% 或 80% 以上，我们再给出 3 张新的图片进行测试。

• 如果孩子在两组或两组以上测试中的正确反应百分比都达到 80% 或 80% 以上，本项训练结束。

训练四　完全相同的图物配对

目标行为

- 目标行为 1：当教导者在孩子面前呈现 1 个物品，并发出指令"一样的放一起"时，孩子能独立在 2 秒钟内将此物品与桌面上 3 张图片中印有相同物品的图片放在一起。
- 目标行为 2：当教导者在孩子面前呈现 1 张物品图片，并发出指令"一样的放一起"时，孩子能独立在 2 秒钟内将此图片与桌面上 3 个物品中和图片物品一样的放在一起。

＊两种目标行为的教学没有明确的先后顺序要求，只需要先教导一种，然后再测试或教导另一种即可。

教学材料

- 每个阶段准备 3 个物品，每个物品都有与之相配的图片。
- ＊物品的选择原则训练一的相同。

教导程序

- 与训练三的教导程序完全相同。

数据记录

- 与训练三的数据记录方式完全相同。

完成标准

- 连续两次训练（跨两天）的正确反应百分比达到 80% 以上，当前阶段的训练完成，进入测试。

测　　试

选择 3 个新的物品及与之相配的图片进行测试。

测试程序

本测试的测试程序与训练一测试的基本相同。

测试决策

• 如果孩子在测试中的正确反应百分比未达到 80%，我们继续使用这 3 个物品和图片介入第二阶段的训练。

• 如果孩子在测试中的正确反应百分比达到 80% 或 80% 以上，我们再给出 3 个新的物品及与之相配的图片进行测试。

• 如果孩子在两组或两组以上测试中的正确反应百分比都达到 80% 或 80% 以上，目标行为 1 的训练结束，测试目标行为 2。

• 如果孩子在目标行为 2 的测试中的正确反应百分比未达到 80%，介入训练，训练后再进行测试。

• 如果孩子在目标行为 2 的测试中的正确反应百分比达到 80% 或 80% 以上，进行新一组测试。如果孩子在两组或两组以上测试中的正确反应百分比都达到 80% 或 80% 以上，本项训练结束。

训练五　不完全相同的图片配对

目标行为

• 当教导者在孩子面前呈现 1 张物品图片，并发出指令"一样的放一起"时，孩子能独立在 2 秒钟内将此图片与桌面上 3 张图片中呈现同一物品的图片放在一起。

教学材料

• 每个阶段教 3 个物品，每个物品准备 2 张印有该物品但形态不完全相同的图片。

＊同一个阶段的 3 个物品之间不要过于相似。

＊同一个物品在不同图片中的形态差距不要过大（比如马克杯和葡萄酒杯的差异就太大了），两者要有非常明显的共同特征来帮助孩子做出判断。

教导程序

• 与训练三的教导程序完全相同。

数据记录

• 与训练三的数据记录方式完全相同。

完成标准

• 连续两次训练（跨两天）的正确反应百分比达到 80% 以上，当前阶段的训练完成，进入测试。

测　　试

选择 3 个新的物品，每个物品准备 2 张印有该物品但形态不完全相同的图片。

测试程序

本测试的测试程序与训练—测试的基本相同。

测试决策

● 如果孩子在测试中的正确反应百分比未达到 80%，我们继续使用这 3 个物品的图片介入第二阶段的训练。

● 如果孩子在测试中的正确反应百分比达到 80% 或 80% 以上，我们再选择 3 个新的物品，每个物品依旧准备 3 张印有该物品但形态不完全相同的图片进行测试。

● 如果孩子在两组或两组以上测试中的正确反应百分比都达到 80% 或 80% 以上，本项训练结束。

课题 8　一步指令

人与人的互动涉及说者和听者两种角色。说者通过语言来表达想法，听者根据听到的内容来做出回应。在一来一回的交往里，说者和听者角色不断互换，互动也就发生了。典型发育儿童天生对他人感兴趣，并不需要就互动特别教导。孤独症儿童对他人的兴趣低，会出现对他人的语言动作不关注、不反应的情况，教学也就无法自然地发生。

当孩子对教导者发出的指令没有反应时，我们需要从以下四方面去找原因：（1）孩子有没有听到指令（注意力）；（2）孩子有没有听懂指令（认知理解）；（3）孩子有没有能力执行指令（行动）；（4）孩子听到指令会不会马上去做（服从度）。刚介入早期干预的孩子，可能这四项能力都不具备，自然影响了孩子的听者反应。

一步指令的训练结合了上述四个方面的要求来提高孩子的听者反应能力。我们在发出指令前先获取孩子的注意力，以确保孩子听到指令。在发出指令后，我们辅助孩子做出指令相应的动作，以帮助孩子建立动作能力。比如，我们说"拍手"，然后辅助孩子做拍手的动作，通过练习，孩子慢慢可以独立拍手，也就是学会了这个动作。在每个阶段至少教导三个动作，孩子需要根据听到的不同指令来做不同的动作，这个设置可以帮助孩子建立对指令的理解能力。最后，我们通过及时的辅助和强化帮助孩子建立听到指令就去执行的行为习惯，也就是建立孩子的服从度。

一步指令看似简单，却是准备行为训练中对孩子要求最高的一项训练，也需要教导者严格地按照程序要求来展开操作。相当一部分孩子在这个项目上会出现进展缓慢、甚至无进展的情况，需要教导者根据孩子的具体情况对操作的细节做出调整。本课题介绍一步指令的最基础的教导阶段与程序。

训练一　一步互动指令

一步互动指令是针对年龄较小或能力较弱的孩子开展的训练，并不是所有孩子都需要进行练习。如果孩子具备一定的学习能力，可以直接进入训练二"一步大动作指令"。如果孩子在进行一步大动作指令训练的进展不佳，可以退回到一步互动指令训练。

一步互动指令训练的难度比一步大动作指令的低。在一步互动指令训练中，孩子不需要完全依赖听来区分不同的指令。在发出指令的同时，教导者会做出指令动作，所以即使孩子听的能力不足，也可以结合看到的动作来做出反应。

目标行为

●当教导者发出指令，同时做出指令动作时，孩子能独立在 2 秒钟内做出指令要求的动作。

常见指令/动作

●击掌：教导者伸一/双手，掌心朝向孩子，孩子伸出一/双手，击打教导者的手掌 1 次。

●抱抱：教导者张开双臂，孩子投进教导者的怀里，教导者抱住孩子。

●碰碰头：教导者的头部向前倾，额头的位置对着孩子，手指可指着额头，孩子用额头轻碰教导者的额头。

●握手：教导者伸出一手，指尖朝向孩子，孩子将手放进教导者的手中，教导者做握手的动作。

●亲一个：教导者将一侧脸颊转向孩子，手指可指着脸颊，孩子用嘴唇轻触教导者的脸颊。

●棒一个：教导者做出"棒"的手势，孩子用大拇指指腹用力点教导者的大拇指指腹。

训练设置

●每个阶段教 3 个动作。

●每次训练中，每个回合选教的动作不要有顺序上的规律。

●每次训练中，每个动作出现的次数相同。

- 每次训练中，同一个动作连续出现不超过 2 次。

教导程序

表 23. 一步互动指令的教导程序

步骤	说明
1. 教导者和孩子面对面坐。	
2. 教导者获取孩子注意力。	• 确保孩子与教导者有目光接触。
3. 教导者发出动作指令，同时做出指令动作。	• 教导者使用室内音量，确保口齿清晰，每个指令只说一次。
4. 教导者辅助孩子做出指令要求的动作。	• 如果孩子做出错误反应，进入错误纠正程序。
错误纠正程序	
JC-1. 教导者阻挡孩子的动作。	• 不要让孩子在做出错误反应后仍然完成全部的动作。
JC-2. 重复教导程序步骤 2，教导者要求孩子安坐，然后重新获取孩子的注意力。	• 确保孩子与教导者有目光接触。
JC-3. 重复教导程序步骤 3，教导者重新发出动作指令，同时做出指令动作。	
JC-4. 重复教导程序步骤 4，教导者马上给予辅助，帮助孩子做出指令要求的动作。	• 可以给予全辅助，也可以在之前的辅助上提高介入程度，但需要确保给予的辅助能让孩子做出正确反应。
5. 当孩子完成指令要求的动作后，教导者马上夸奖孩子："对了，我们××（指令名称）了。"同时给予强化。	
6. 教导者记录数据。	• 如果强化物是食物，等待孩子吃完食物（口腔清空）；如果强化物是玩具，让孩子玩 8~10 秒钟后收回。
7. 重复以上步骤 2~6。	• 每次训练 12~15 个回合。

辅助与辅助渐褪

- 肢体辅助：教导者手把手地帮助孩子完成动作。
- 辅助渐褪：从多到少地撤除辅助。教导者给予全辅助，辅助孩子做出动作→辅助孩子做出一半的动作（剩下的动作由孩子独立完成）→辅助起始动作→无辅助。

* 如果在减少辅助后，孩子未能按要求完成动作，教导者需马上增加辅助的力度，尽量确保孩子流畅地完成整个动作（避免做一半停下来，辅助后接着做另一半动作）。

＊在使用全辅助时，教导者发出指令后 0 秒延迟，马上给予辅助。需要注意，教导者在指令完全发出后（话音已落）给予辅助，而不是一边说一边给。

＊在撤除辅助时，教导者在发出指令后略做等待，给孩子独立反应的机会，最长等待时间不超过 2 秒。当教导者发现孩子有错误倾向的时候，马上阻挡孩子或给予辅助。辅助时间延迟的判断原则是确保孩子尽量不出现错误反应，避免孩子在听到指令后出现"错误（半错误）—辅助下正确"的反应模式。

数据记录

- 正确反应：孩子在听到指令后 2 秒钟内独立做出指令要求的动作。

- 辅助下的正确反应：孩子在听到指令后 2 秒钟内，在教导者的辅助下做出指令要求的动作。

- 错误反应：孩子在听到指令后做出与指令要求不一样的动作，之后在错误纠正程序中由教导者辅助做出指令要求的动作。

- 错误纠正程序中的反应不记录数据。

- 总回合数＝正确反应回合数+辅助下正确反应回合数+错误反应回合数

- 正确反应百分比＝$\dfrac{正确反应的回合数}{总回合数} \times 100\%$

- 错误反应百分比＝$\dfrac{错误反应的回合数}{总回合数} \times 100\%$

完成标准

- 连续两次训练（跨两天）的正确反应百分比达到 80% 以上，当前阶段的训练完成，进入下一阶段的训练。

＊由于小龄孩子能学习的互动动作并不是很多，所以一般在完成 1~2 个阶段的训练后，就可以介入一步大动作指令训练。

训练二　一步大动作指令

目标行为

• 当教导者发出 1 个简单动作指令时，孩子能独立在 2 秒钟内做出指令要求的动作。

　*如果是静止动作，如举手，需要孩子在做出动作后保持姿势 1 秒钟；如果是持续动作，如拍手，需要孩子连续反复动作至少 3 次。

动作选择

• 孩子会做（在日常生活中观察到孩子无意识地做出过相同或类似动作）或完全有能力学习的动作。

　*常用动作：拍手、举手、摸头、摸肚子、拍腿、跺脚、摸脸、侧平举（小鸟飞）、挥手。

　*注意：在同一个时期内，不要教与大动作模仿训练项目中相同的动作。

阶段设置

• 每个阶段教 3 个动作。

• 同一个阶段不要选教彼此过于接近的动作。

• 每次训练中，每个回合选教的动作不要有顺序上的规律。

• 每次训练中，每个动作出现的次数相同。

• 每次训练中，同一个动作连续出现不超过 2 次。

教导程序

• 与训练一的教导程序基本相同，除了教导者在发出指令时不做任何肢体上的动作。

辅助与辅助渐褪

　一步指令训练是针对年龄小、能力弱的孩子展开的一个基础训练，通常与大动作模仿训练在同一时期展开。所以，在进行这项训练时，如果孩子不具备模仿能力，就无法使用示范辅助，只能先使用肢体辅助。

- 肢体辅助：教导者手把手地帮助孩子完成完整的动作。
- 辅助渐褪：从多到少地撤除辅助。教导者给予全辅助，辅助孩子做出动作→辅助孩子做出一半的动作（剩下的动作由孩子独立完成）→辅助起始动作→无辅助。
- 示范辅助（针对已经具备模仿能力的孩子）：教导者做出指令要求的动作，让孩子模仿做出动作。
- 辅助渐褪：减少示范动作。教导者示范完整的动作→示范一半的动作→示范起始动作→无辅助。

数据记录

- 与训练一的数据记录方式完全相同。

完成标准

- 连续两次训练（跨两天）的正确反应百分比达到 80% 以上，当前阶段的训练完成，进入下一阶段的训练。
- 完成 3~4 个阶段的训练后，本项训练结束。

训练三　一步物品操作指令

目标行为

• 当教导者发出 1 个物品操作指令时，孩子能独立在 2 秒钟内拿取桌面上相应的物品并做出指令动作。

动作选择

• 选择孩子有能力学习的简单物品操作动作。

*动作举例：喝水（杯子），收积木（积木、盒子），搭积木（2 块拼搭积木），擦桌子（纸巾），擦嘴巴（纸巾），擦脸（毛巾），梳头（梳子），推玩具小汽车，摇沙锤，插雪花片等。

阶段设置

• 每个阶段教 3 个物品操作指令。

• 每个阶段分为两个次阶段：第一个次阶段，桌面上只呈现与目标指令对应的物品；第二个次阶段，桌面上呈现当前训练的 3 个指令所涉及的全部物品。

• 每次训练中，每个回合选教的动作不要有顺序上的规律。

• 每次训练中，每个动作出现的次数相同。

• 每次训练中，同一个动作连续出现不超过 2 次。

教导程序

表 24. 一步物品操作指令的教导程序

步骤	说明
1. 教导者和孩子面对面坐在桌子两边。	
2. 教导者将与指令相关的物品呈现在桌面上。	
3. 教导者获取孩子注意力。	• 确保孩子与教导者有目光接触。
4. 教导者发出一个物品操作指令。	
5. 教导者辅助孩子做出指令要求的动作。	• 如果孩子做出错误反应，进入错误纠正程序。 • 当只呈现一个物品时，孩子出现错误反应的可能性较小。当呈现多个物品时，孩子可能拿取与当前指令不相关的物品，做出错误反应。

（续表）

步骤	说明
错误纠正程序	
JC-1. 教导者阻挡孩子的动作或收回孩子拿错的物品。	• 不要让孩子在做出错误反应后仍然完成全部的动作。
JC-2. 教导者重新放置好物品。	
JC-3. 重复教导程序步骤3，教导者要求孩子安坐，然后重新获取孩子的注意力。	• 确保孩子与教导者有目光接触。
JC-4. 重复教导程序步骤4，教导者重新发出指令。	
JC-5. 重复教导程序步骤5，教导者马上给予辅助，帮助孩子拿取正确的物品做出目标反应。	• 可以给予全辅助，也可以在之前的辅助基础上提高介入程度，但需要确保给予的辅助能让孩子做出正确反应。
6. 当孩子做了指令要求的动作后，教导者马上夸奖孩子："对了，你【指令要求的动作】了。"同时给予强化。	
7. 教导者记录数据。	• 如果强化物是食物，等待孩子吃完食物（口腔清空）；如果强化物是玩具，让孩子玩8~10秒钟后收回。
8. 重复步骤2~7。	• 每次训练12~15个回合。

辅助与辅助渐褪

• 肢体辅助：教导者手把手地帮助孩子拿取与指令对应的物品并完成动作。

• 辅助渐褪：从多到少地撤除辅助。教导者给予全辅助，辅助孩子做出动作（但由孩子自己保持姿势或重复动作）→辅助孩子做出一半的动作（剩下的动作由孩子独立完成）→辅助起始动作→无辅助。

• 手势辅助：教导者手指指着目标物品（以此提示孩子拿取）。

＊如果在减少辅助后，孩子未能按要求完成动作，教导者需马上增加辅助的力度，尽量确保孩子流畅地完成整个动作（避免做一半停下来，辅助后接着做另一半动作）。

＊在使用全辅助时，发出指令后0秒延迟，马上给予辅助。需要注意，教导者在指令完全发出后（话音已落）给予辅助，而不是一边说一边给。

＊在撤除辅助时，教导者在发出指令后略做等待，给孩子独立反应的机会，最长等待时间不超过2秒。当教导者发现孩子有错误倾向的时候，马上阻挡孩子或给予辅助。辅助时间延迟的判断原则是确保孩子尽量不出现错误反应，避免孩子在听到指令

后出现"错误（半错误）—辅助下正确"的反应模式。

数据记录

- 与训练一的数据记录方式完全相同。

完成标准

- 连续两次训练（跨两天）的正确反应百分比达到80%以上，当前阶段的训练完成，选择3个新的物品操作指令，进入下一阶段的训练。
- 完成3~4个阶段的训练后，本项训练结束。

课题 9 持续观察

大部分的学习项目都需要孩子持续观察特定的目标。比如，在学习模仿技能时，孩子需要完整地观察教导者示范的动作；在学习区辨技能时，孩子在听到指令后需要观察桌面上呈现的多张图片；在学习仿搭积木技能时，孩子更需要能观察呈现的样本积木造型的细节。

有的人会说，孩子在学习时是"看"了的。要注意的是，"看"和"观察"并不完全等同。我们把它解释为"看"与"看到"的区别，可能更容易理解。"看"是指形式上视线与需要观察的物品或动作有接触。在准备行为的训练项目中，我们首先通过听从"看"的指令这一训练，帮助孩子建立指哪儿看哪儿的能力。当孩子具备了看的能力之后，我们需要进一步帮助孩子建立持续看的能力，延长视线与物品接触的时间。同时，我们不仅让孩子学会看固定的物品，也要能去看移动的物品。

然而，"看到"不是一个可以直接观察的行为，但我们可以通过孩子做出的反应来判断孩子有没有看到。比如，在配对训练中，孩子能把样本物品和相同的对比物品放到一起；在区辨训练中，孩子可以根据指令找出对应的图片。这些反应都说明孩子不仅看了，而且看到了每一个物品或图片的不同，从而做出了正确的反应。

我们通过两个练习来帮助孩子建立和加强持续观察的能力，一个是追视，一个是杯下寻物。追视练习不仅能延长孩子持续看的时间，同时也帮助孩子建立追踪移动物品的能力。杯下寻物则在持续观察移动物品的基础上加入了对孩子观察结果的评量。在训练时，孩子不仅需要持续看着移动的目标杯子，并且在杯子停止后，孩子能把这个杯子指出来。通过孩子的行为结果，我们可以进一步确认孩子不仅是"看"了，而且是"看到"了。

在本课题中，训练一介绍如何进行追视训练，训练二至训练四介绍了如何进行杯下寻物的训练。

训练一　追视

目标行为

- 当教导者呈现 1 个物品，同时发出指令"看"时，孩子能看向物品并且在物品移动的过程中一直看着它。

先备技能

- 听从指令"看"，即在听到"看"的指令时，孩子能马上看向教导者手中呈现的物品（参考课题 5）。

教学材料

- 孩子偏好的物品 2~3 种。
- *偏好物一定是孩子特别喜欢的，确保只要一呈现，孩子就会盯着看。
- *偏好物最好选择中等大小的，以确保教导者的手不会遮挡住它。如果偏好物很小，比如巧克力豆，教导者在呈现的时候要保证孩子能看到。

教导程序

表 25. 追视训练的教导程序

步骤	说明
1. 教导者与孩子面对面坐。	
2. 教导者获取孩子的注意力。	• 确保孩子与教导者有目光接触。
3. 教导者将物品呈现在孩子面前，同时发出指令"看"。	
4. 在孩子看向物品时，教导者缓慢匀速地移动物品。	• 根据不同的训练阶段预设物品的移动方向，保持移动的时长。
5. 如果孩子一直全程看着移动的物品，教导者在收回物品时马上夸奖孩子："真棒，你盯着看了哦!"同时奖励 1 个代币。	• 如果在物品移动的过程中，孩子的视线停止跟随，即为失败。教导者结束此回合，并给予反馈："你要一直看着哦，我们再试一次。"教导者记为错误反应，然后进入下一回合。
6. 教导者记录数据。	• 当孩子集满约定数量的代币时可用其交换强化物。如果强化物是食物，等待孩子吃完食物（口腔清空）；如果强化物是玩具，让孩子玩 10 秒钟后收回。
7. 重复步骤 2~6。	• 每次训练在完成 10 个正确回合后结束。

训练阶段

- 阶段一：使用偏好物，水平方向移动，从左到右或从右到左，两者随机呈现，保持移动 2~3 秒。
- 阶段二：使用偏好物，垂直方向移动，从上到下或从下到上，两者随机呈现，保持移动 2~3 秒。
- 阶段三：使用中性物，水平或垂直方向交换移动，且移动方向随机选择，保持移动 2~3 秒。
- 阶段四：在移动过程中变换一次方向（比如从左向右，然后变为向上）；也可以向一个方向移动后又反向移动（比如从左向右，然后反向向左移动），保持移动 4~5 秒。
- 阶段五：任意变换方向，不必保持水平或垂直方向，移动的过程可以是曲线变化，保持移动 4~5 秒。

注意事项

- 一般来说，在使用偏好物的情况下，只要移动的时间不是特别长，孩子盯着看的成功率会较高。
- 在进行第一阶段的训练时，物品呈现在孩子的正面，左右各不超过 60 度视野范围，即孩子在不需要大幅度转动头部的情况下就可以一直看着物品。
- 如果在训练时发现孩子追视的成功率比较低，比如连续失败 2~3 个回合，教导者可以做如下调整：（1）缩短物品移动的总时长；（2）改变物品移动的速度；（3）更换为偏好度更高的物品。

数据记录

- 正确反应：孩子在物品的移动过程中全程看着物品。
- 错误反应：孩子在物品的移动过程中视线离开物品。
- 正确反应百分比 $= \dfrac{正确反应的回合数}{总回合数} \times 100\%$

完成标准

- 连续两次训练（跨两天）的正确反应百分比达到 90% 以上，进入下一阶段的训练。

简单任务推荐

抓萤火虫

- 教学材料：手电筒。
- 任务说明：家长打开亮度较强的手电筒或手机手电筒照在平整的墙面或地板上，并快速地移动，让孩子用手抓或用脚踩光圈。家长可以变换移动速度，可忽快忽慢，偶尔要让孩子抓到光圈，让他获得一些成就感。

戏法寻宝

- 教学材料：孩子喜欢的小物品。
- 任务说明：家长手上拿一个孩子喜欢的物品，在确保孩子在看的情况下，慢慢移动手上的物品，将物品藏在衣服里，可藏在衣服的不同位置，比如口袋、袖子、帽子，然后让孩子去找。

训练二 拿取杯下物品（先备技能 1）

在训练中，我们发现有的孩子虽然具备主动拿取放在桌面上的偏好物的能力，但如果把偏好物放在杯子下，他就不知道要去拿了。针对这类孩子，直接介入杯下寻物的训练对于他们而言难度较高。因此，我们需要先进行两个先备技能的训练：（1）拿取杯下物品；（2）从 2 个透明杯子中拿取物品。

目标行为

- 教导者将孩子的偏好物放置在桌面上，并在上面倒扣一个杯子。当教导者给出指令"找一找【偏好物名称】"时，孩子能独立在 2 秒钟内打开装有偏好物的杯子并拿走偏好物。

教学材料

- 1 个透明杯子。
- 可以藏入杯下的偏好物。如果偏好物是食物，可以用纸托放置，不要直接将食物放在桌面上。

教导程序

表 26. 拿取杯下物品的教导程序

步骤	说明
1. 教导者和孩子面对面坐在桌子两边。	
2. 教导者获取孩子的注意力。	• 确保孩子与教导者有目光接触。
3. 教导者用手中的偏好物吸引孩子的注意力，确保孩子在看的情况下，将偏好物品放在桌面上，然后扣上透明杯子。	• 每个回合变换杯子的位置，但不要超出孩子的视野范围，即孩子不需要大幅度转动头部就可以看到杯子。 • 如果孩子不看，教导者可以发出指令"看"。
4. 教导者发出指令："找找【偏好物名称】。"	
5. 教导者等待 2 秒钟，如果孩子没有反应，教导者手把手辅助孩子打开装有偏好物的杯子去拿偏好物。	
6. 当孩子打开杯子拿取偏好物后，教导者立刻夸奖孩子："真棒，你找到了，给你玩（吃）吧!"	

（续表）

步骤	说明
7. 教导者记录数据。	• 如果强化物是食物，等待孩子吃完食物（口腔清空）；如果强化物是玩具，让孩子玩 8~10 秒钟后收回。
8. 重复步骤 2~7。	• 每次训练 10 个回合。

辅助与辅助渐褪

- 肢体辅助：教导者手把手辅助孩子拿起杯子。
- 辅助渐褪：从多到少地撤除辅助。教导者将孩子的手放到杯子上，并辅助其做出打开杯子这一动作→教导者将孩子手放到杯子上→无辅助。

数据记录

- 正确反应：孩子独立打开目标杯子。
- 错误反应：孩子在辅助下打开目标杯子。
- 正确反应百分比 $= \dfrac{正确反应回合数}{总回合数} \times 100\%$

完成标准

- 连续两次训练（跨两天）的正确反应百分比达到 100%。

训练三　从 2 个透明杯子中拿取物品（先备技能 2）

目标行为

• 教导者将 2 个透明杯子倒扣在桌面上，在孩子的注视下将一个偏好物放在其中任意一个杯子的下面。当教导者要求孩子"找一找【偏好物名称】在哪里？"时，孩子可以独立在 2 秒钟内打开装有偏好物的杯子，找到偏好物。

教学材料

• 2 个完全相同的透明杯子。

• 可以藏入杯下的偏好物。如果偏好物是食物，可以使用纸托放置，不要直接将食物放在桌面上。

教导程序

表 27. 从 2 个透明杯子中拿取物品的教导程序

步骤	说明
1. 教导者与孩子面对面坐在桌子两边。	
2. 教导者将 2 个透明杯子倒扣在桌面上。	
3. 教导者获取孩子的注意力。	
4. 教导者将手中的偏好物放在其中的一个杯子下面，然后发出指令："找一找【偏好物名称】在哪里？"	• 藏有偏好物的杯子随机变换，但连续在同一个杯子的次数不超过 2 次。
5. 教导者等待 2 秒钟，如果孩子没有反应或有倾向拿空杯子，教导者指着藏有偏好物的杯子，发出指令："看。"当孩子看向目标杯子后，教导者再次发出指令："拿【偏好物名称】。"	• 如果孩子仍然没有动手去拿（很少出现），教导者直接辅助孩子将手放到杯子上。
6. 当孩子打开杯子拿取偏好物后，教导者立刻夸奖孩子："真棒，你找到了，给你玩（吃）吧！"	
7. 教导者记录数据。	• 如果偏好物是食物，等待孩子吃完食物（口腔清空）；如果偏好物是玩具，让孩子玩 8~10 秒后收回。
8. 重复步骤 2~7。	• 每次训练 10 个回合。

数据记录

- 正确反应：孩子选择目标杯子。
- 错误反应：孩子选择其他杯子或在辅助下选择目标杯子。
- 正确回合百分比 $=\dfrac{\text{正确反应的回合数}}{\text{总回合数}}\times100\%$

完成标准

- 连续两次训练（跨两天）的正确反应百分比达到 100%。
- 在完成本阶段的训练后，教导者可以先用 2 个透明杯子进行杯下寻物第一阶段的训练，即增加交换杯子位置 1~2 次的流程，如果孩子可以达到 100% 的正确率，就可以进入杯下寻物（不透明杯子）的训练了。

训练四　在 2 个不透明杯子中寻物

目标行为

● 教导者将 2 个杯子倒扣在桌面上，在孩子的注视下将一个偏好物放在其中任意一个杯子的下面，在确保孩子观察的情况下交换杯子的位置 1~2 次。当教导者要求孩子"找找【偏好物名称】在哪里？"时，孩子可以独立在 2 秒钟内打开藏有偏好物的杯子，找到偏好物。

教学材料

● 2 个完全相同的不透明塑料杯子。使用塑料杯子既可以减少因为物品与杯子碰撞而发出声音的可能性，又不会在移动的过程中造成杯子变形。

● 可以藏入杯下的偏好物（在训练后期可使用代币）。如果偏好物是食物，可以使用纸托放置，不要直接将食物放在桌面上。

教导程序

表 28. 在 2 个不透明杯子中寻物的教导程序

步骤	说明
1. 教导者和孩子面对面坐在桌子两边。	
2. 教导者将 2 个杯子倒扣，水平呈现在孩子面前的桌面上。	
3. 教导者获取孩子的注意力后，引导孩子看着自己将物品放在其中的一个杯子下面。	● 偏好物随机放置在任意一个杯子下面。 ● 如果教导者不能肯定孩子已经看到了偏好物在哪个杯子下面，可以打开杯子并引导孩子看杯子下的偏好物，然后在孩子的观察下扣上杯子。
4. 教导者随机交换 2 个杯子的位置 1~2 次，在整个过程中，持续提醒孩子看（确保孩子的视线跟随着藏有偏好物的杯子）。	● 如果在教导者移动杯子的过程中，孩子的视线移开目标杯子，教导者停止移动杯子，将偏好物放回原始位置，回到步骤 3 重新开始。 ● 如果在教导者移动杯子的过程中，孩子伸手去拿目标杯子，教导停止移动杯子，辅助孩子把手放好，然后将偏好物放回原始位置，回到步骤 3 重新开始。

（续表）

步骤	说明
5. 教导者发出指令："找找【物品名称】在哪里?"	• 将目标杯子停在同一个位置不要连续超过 2 次。比如，当连续 2 次偏好物都在左面的杯子下，下一个回合时偏好物需要出现在右边的杯子下。
6. 根据孩子做出的反应给予反馈。	• 如果孩子拿的杯子下有偏好物，教导者马上夸奖孩子："真棒，你找到啦!"同时给予孩子强化，即让孩子拿走偏好物。 • 如果孩子拿的杯子下没有偏好物，教导者给予反馈："没有哦!"然后打开目标杯子并告诉孩子："看，在这里呀，我们再来一次，这次你要盯牢哦。"
7. 教导者记录数据。	
8. 重复步骤 2~7。	• 每次训练 10 个回合。

辅助

• 如果孩子连续两次打开了错误的杯子，教导者在下一次尝试的时候提供辅助。

• 教导者依然让孩子明确看到偏好物在哪个杯子下。在扣下杯子后，教导者辅助孩子把一只手压在目标杯子上，在杯子移动过程中一直不松手。当教导者移完杯子后，让孩子找偏好物，并且辅助孩子直接打开他用手压着的那个杯子。

数据记录

• 正确反应：孩子选择目标杯子（藏有偏好物的杯子）。

• 错误反应：孩子选择其他杯子（没有偏好物的杯子）。

• 教导者在移动杯子的过程中因孩子没有观察或孩子提前做出反应而停止移动，视为回合未完成，不需要记录数据，即不作为一个完成回合。

• 正确反应百分比 $=\dfrac{\text{正确反应的回合数}}{\text{正确反应的回合数+错误反应的回合数}}\times100\%$

完成标准

连续两次训练（跨两天）的正确反应百分比达到 80% 以上。

训练五　在 3 个不透明杯子中寻物

目标行为

• 在教导者随机交换 3 个杯子中的任意 2 个杯子的位置 2~3 次后要求孩子找偏好物时，孩子可以独立在 2 秒钟内打开装有偏好物的杯子，找到偏好物。

教学材料

• 与训练四的教学材料相同，杯子数量增加到 3 个。

教导程序

• 教导程序与训练四的相同，但可以将直接强化物换成代币。

阶段设置

• 阶段一：每次交换位置的 2 个杯子中始终有一个是装有偏好物的。

• 阶段二：随机交换任意 2 个杯子的位置，有可能交换的是 2 个空杯子的位置，而装有偏好物的杯子并没有被移动。

对于能力较弱的孩子，教导者的细微动作变化都会干扰孩子的判断，比如教导者在第二次移动杯子的时候手势发生变化，或移动杯子时的前后方向发生变化。碰到这种情况时，我们可以将上面的两个阶段进一步细分（根据孩子的特定情况来选择）。

*手势不变：在移动杯子时，持有目标杯子的手不脱离杯子，另一只手拿不同的杯子与目标杯子交换位置。

*手势变化：在移动杯子时，随机变化手势。

*移动方向不变：在移动杯子时，目标杯子始终从离孩子近的一边移动，而干扰杯子始终从离孩子远的一边移动。

*移动方向变化：在移动杯子时，随机变化杯子移动的前后方向。

训练中的注意事项

在移动杯子时，保持正常速度。杯子的移动速度过快，超出孩子追视的能力，会使孩子无法跟踪杯子。杯子的移动速度过慢，虽然追视的难度下降了，但对持续注意力的要求提高了。如果孩子的持续注意能力不足，就有可能在过程中转移视线，也就无法追踪目标杯子了。

在教导者移动杯子的过程中，有可能杯口会露出物品。如果教导者认为孩子可能已经看到了杯子下藏有物品，那么需要结束该回合重新开始。

教导者在移动杯子时要保持手的动作不变，比如一直握杯子的顶部（推荐）或中间。教导者在移动过程中手的动作发生变化，会增加对孩子追视和持续注意力的干扰，从而增加了任务的难度。如果教导者只是变化了一只手的动作，那么这个变化无意中可能会成为一个提示，如果孩子观察到了这个变化，有可能会因此做出选择。

课题 10　持续完成任务

很多孤独症儿童都有注意力时长不足的问题。在早期干预的阶段，我们经常会碰到这样的孩子：在老师叫他之后，他可能会看向老师，但目光短暂接触后就会移开。比如，在做区辨训练的时候，老师引导孩子看了一下桌面上的图片，在老师还没来得及给出指令的时候，孩子已经转头看向其他的地方或做出其他的动作，使得老师无法再给出指令。再比如，老师让孩子拼拼板，孩子尝试了几下就放下拼板去做其他的事情了，老师不得不频繁地提醒孩子继续。孩子的注意力时长过短最直接的影响是孩子无法流畅地完成一个回合的训练，从而影响干预的效果。持续完成任务的训练可以帮助孩子略微扩展其专注从事一个活动的时长。如果孩子能专注一个活动 10 秒钟，那么我们就有机会在孩子注意力不转移的情况下完成一个甚至多个回合的训练。所以，我们把这个训练放在早期干预的准备行为训练中展开。

持续完成任务可以分为提醒持续和独立持续两种情况。这里的提醒并不是指老师在学生停止的时候额外地提供辅助，提醒学生继续，而是指在任务中自然存在的其他因素促进学生持续地去从事任务。连续击掌就属于这一类任务。在从事连续击掌时，当学生完成一个击掌动作后，老师会给出另一个手掌的位置，同时也可以给口语指令，这两个因素的存在相当于我们不断地在提醒孩子看和做，有助于持续抓住孩子的注意力。独立地持续任务则需要孩子能在完全没有提醒的情况下持续去做一个任务，直至完成任务。

本课题中的训练一至训练三向大家介绍如何开展连续击掌训练，训练四则介绍如何开展独立持续任务的训练。

训练一　击掌动作训练（先备技能）

目标行为

• 当教导者伸出手掌并发出指令"击掌"时，孩子能独立在 2 秒钟内使用手掌（用中等力度）拍打教导者的手掌。

教导程序

表 29. 击掌动作训练的教导程序

步骤	说明
1. 教导者和孩子面对面坐，中间没有桌子。	
2. 教导者获取孩子注意力。	• 确保孩子与教导者有目光接触。
3. 教导者伸出一只手，同时发出指令："击掌。"	• 教导者手掌的高度约与孩子的头部位置同高，即孩子需要抬起手臂才能够到。 • 教导者保持掌心朝向孩子，直至孩子完成击掌的动作，中间不要将手收回。
4. 教导者辅助孩子用手掌拍自己的手掌。	• 教导者辅助孩子完成拍打的动作，孩子把手抬起来后教导者不能自己去拍打孩子的掌心。 • 拍打需要有一定的力度，但不要过度。如果孩子的动作幅度过大，教导者需阻止并重新击掌。
5. 在孩子正确拍打教导者的手掌后，教导者马上夸奖孩子，并给予强化物或代币。	• 夸奖时需要具体说明完成的任务，如"真棒，你跟我击掌了!"
6. 教导者记录数据。	• 如果使用代币，当孩子集满约定数量的代币时让孩子以其交换强化物。 • 如果强化物是食物，等待孩子吃完食物（口腔清空）；如果强化物是玩具，让孩子玩 8~10 秒钟后收回。
7. 重复以上步骤 2~6。	• 每次训练 10 个回合。

辅助与辅助撤销

• 肢体辅助：教导者手把手地带领孩子完成击掌的动作。

• 辅助渐褪：从多到少地撤除辅助。教导者辅助孩子做用力向前击掌的动作（在拍到的瞬间放开手）→辅助孩子抬高手臂→无辅助。

　　＊在使用全辅助时，发出指令后 0 秒延迟，马上给予辅助。需要注意，教导者在指令完全发出后（话音已落）给予辅助，而不是一边说一边给。

　　＊在撤除辅助时，教导者在发出指令后略做等待，给孩子独立反应的机会，最长等待时间不超过 2 秒钟。

数据记录

- 正确反应：孩子在听到指令后 2 秒内独立完成击掌的动作。
- 辅助下的正确反应：孩子在教导者的辅助下完成击掌的动作。
- 错误反应：孩子完成击掌的动作，但动作力度过轻或过重，或孩子做出其他动作。
- 正确反应百分比 $=\dfrac{正确反应的回合数}{总回合数}\times100\%$
- 错误反应百分比 $=\dfrac{错误反应的回合数}{总回合数}\times100\%$

完成标准

- 连续两次训练（跨两天）的正确反应百分比达到 80% 以上。

训练二　持续击掌

目标行为

- 当教导者连续发出 6~8 个"击掌"的指令时，孩子能在听到指令后 2 秒钟内独立使用镜像手以中等的力度拍打教导者的手掌。

教导程序

表 30. 持续击掌训练的教导程序

步骤	说明
1. 教导者和孩子面对面坐，中间没有桌子。	
2. 教导者获取孩子注意力。	• 确保孩子与教导者有目光接触。
3. 教导者伸出一只手，同时发出指令"击掌"。	• 如果孩子未使用镜像手击掌（即教导者伸出左手，孩子需使用右手击掌），教导者辅助孩子使用正确的手击掌。
4. 在孩子正确击掌后，教导者变换手掌的位置（左右上下）或手掌的数量（一只手或两只手），再次发出"击掌"的指令。	• 手掌在上面位置时，教导者掌心朝向孩子，指尖朝上；手掌在下面的位置时，教导者掌心向上，指尖对着孩子。
5. 重复以上步骤 6~8 次。	• 击掌过程中，教导者不需要给予夸奖。
6. 在孩子完成全部 6~8 次的击掌后，教导者马上夸奖孩子，并给予强化物或代币。	• 夸奖时需要具体说明完成的任务，如"真棒，我们完成击掌了！"
7. 教导者记录数据。	• 如果使用代币，在孩子集满约定数量的代币时让孩子以其交换强化物。 • 如果强化物是食物，等待孩子吃完食物（口腔清空）；如果强化物是玩具，让孩子玩 8~10 秒钟后收回。
8. 重复以上步骤 2~7。	• 每次训练 10 个回合。

辅助与纠错

- 如果孩子没有反应或走神，教导者再给一次"击掌"的指令；如果孩子还是没有反应，教导者给予肢体辅助。
- 如果孩子未使用镜像手击掌（即教导者伸出左手，孩子需使用右手击掌），教导者辅助孩子使用正确的手完成击掌的动作。

• 同一个反应只记录 1 次辅助。例如，在教导者伸出右手并发出指令后，孩子没有反应，教导者重复一次指令，这时孩子伸出右手要去击掌，教导者阻挡孩子，并且肢体辅助孩子用左手（镜像手）完成击掌，记录 1 次辅助。

数据记录

• 正确回合：孩子连续独立且正确地完成 6~8 次击掌。

• 错误回合：在击掌的过程中，教导者给予 1 次或多次辅助。

• 辅助：在一个击掌指令下，教导者给予 1 次或多次辅助，最终帮助孩子完成击掌的动作，记录 1 次辅助。

• 正确回合百分比 $= \dfrac{\text{正确回合的数量}}{\text{总回合数}} \times 100\%$

完成标准

• 连续两次训练（跨两天）的正确回合百分比达到 80% 以上。

训练三　快速击掌

目标行为

● 当教导者发出"击掌"的指令后，孩子能保持在约定的时间内连续跟随教导者做击掌的动作并达到预设的击掌次数。

教学材料

● 计时器。

● 目标选择

＊教导者先进行基线测试。测试的操作程序和本训练的教导程序基本一致，只是在一开始的时候不需要说明规则，只告诉孩子跟随教导者击掌。在发出指令后孩子第一次拍击教导者的手掌时，教导者按下计时器，孩子持续做击掌的动作直至计时器响。计时器响起时，教导者夸奖孩子跟随着自己击掌，并给予 1 个代币，然后记录孩子完成击掌的次数。该操作程序重复 5 次左右。

＊在完成测试后，我们在数据中找出孩子能完成的最常见的击掌次数，并在该次数上加 1 次作为第一个阶段的目标。下表中给出一组数据，在五个测试回合中最常见的击掌次数为 5 次，那么初始训练阶段的目标可以定为 6 次。

表 31. 快速击掌基测数据记录范例

回合	1	2	3	4	5
击掌次数	5	4	7	5	5
最常见的击掌次数		5			

教导程序

表 32. 快速击掌训练的教导程序

步骤	说明
1. 教导者和孩子面对面坐，中间没有桌子。	
2. 教导者获取孩子注意力。	● 确保孩子与教导者有目光接触。

（续表）

步骤	说明
3. 教导者向孩子说明规则："一会儿要跟着老师击掌，在计时器响之前拍满×下，就可以得到 1 个代币。"	• 仅需要在第一回合的时候说明。
4. 教导者伸出一只手，同时发出指令"击掌"，并在孩子拍击手掌的同时按下计时器，并开始数数，孩子每拍一下，教导者数一个数。	
5. 在孩子正确击掌后，教导者变换手掌的位置（左右上下）或手掌的数量（一只手或两只手）。	• 在击掌过程中，如果孩子出现停顿，教导者再次发出"击掌"的指令；如果孩子仍然未跟随，教导者给予肢体辅助。 • 如果孩子停顿的时间过长（一般情况下不会出现），教导者可以提前终止回合，不记录数据。
6. 重复以上步骤直至计时器响。	
7. 在计时器响时，教导者根据孩子完成的击掌数量给予反馈。达到目标数量的，在夸奖的同时给予 1 个代币。	• 如果孩子的击掌次数达到目标数量，教导者夸奖孩子："真棒，你跟老师拍了 9 次，超过 8 次了！" • 如果孩子没有达到目标数量，教导者反馈："你跟老师拍了 6 次，没有达到 8 次哦，我们要加油，再试一次吧。"
8. 教导者记录数据。	• 当孩子集满约定数量的代币时可以用其交换强化物。 • 如果强化物是食物，等待孩子吃完食物（口腔清空）；如果强化物是玩具，让孩子玩 8~10 秒钟后收回。
9. 重复以上步骤 1~8。	• 每次训练 8~10 个回合。

数据记录

- 正确回合：在计时器响起时，孩子独立且正确的击掌次数达到目标数量。
- 错误回合：在计时器响起时，孩子独立且正确的击掌次数未达到目标数量。
- 击掌数量：每一个回合中，孩子在计时器响起时完成的击掌次数（含辅助下的击掌次数）。

- 正确回合百分比 $= \dfrac{正确回合的数量}{总回合数} \times 100\%$

完成标准

- 阶段变化标准：连续两次训练（跨两天）正确回合百分比达到90%以上。
- 项目完成标准：根据孩子的年龄与能力，建议小龄的孩子，15秒连续击掌12次以上；4岁及4岁以上且具备中等能力或以上的孩子，15秒连续击掌15次以上。

训练四　独立持续任务

目标行为

- 当教导者交给孩子一个需要在一定时间内完成的简单任务时，孩子能在任务开始后持续独立做任务，中间不出现超过 2 秒钟以上的停顿，直至任务完成。

任务选择

- 选择孩子能做到或者非常容易学习的简单、耗时短的任务，比如放积木/雪花片、投币、插棍、手抓拼板等。

  *任务选择一定要从孩子的能力出发。比如插雪花片，对于年龄略大、精细动作能力好的孩子来说是一项简单的任务，但对于年龄小、手眼协调能力差的孩子来说就是一项非常困难的任务。

  需要注意的是，这个项目的目标在于训练孩子能够持续完成任务，而不在于教会孩子做某个简单的任务。所以，不要选择孩子完全不会的任务。

任务数量

- 对于小龄、初介入训练、能力较弱的孩子，每次训练做同一个任务 5 次左右。
- 对于能力相对较好的孩子，可以选择 2~3 个不同的任务，每个任务进行 2~3 次。

教导程序

　　我们以放积木这个活动为例来说明教导程序。放积木是指孩子将 10 块积木一一放进容器里。在放积木的整个过程中，孩子的动作是持续的，中间不出现 2 秒钟以上的停顿。

　　注意，在所有的活动中，我们都需要规范孩子的操作行为。比如，放积木时，孩子需要轻拿轻放，不要出现拿起积木后敲击、扔积木等不当行为。我们从一开始教导任务的时候就应该对孩子的行为提出相应的质量要求，以避免孩子在做任务的过程中养成不好的操作习惯，这不仅锻炼了孩子的持续注意力，同时也帮助孩子建立良好的行为习惯。

表 33. 独立持续任务的教导程序

步骤	说明
1. 教导者与孩子面对面坐在桌子两边。	
2. 教导者在桌面上呈现 10 块积木和 1 个盒子。	● 对于手眼协调能力差的孩子，我们选择盒子一类的容器，降低投放的难度。 ● 对于喜欢把积木放得整整齐齐或有扔积木习惯的孩子，选择杯子或大口瓶子，这样孩子在放积木的时候不得不离杯口或瓶口近一些，既避免了孩子扔积木，同时积木被放进容器后，孩子也无法再去调整。 ● 不要选择深度太浅的容器，比如盘子，以避免在积木多的时候，孩子放进去的积木掉到容器外面。
3. 教导者获取孩子的注意力。	● 确保孩子与教导者有目光接触。
4. 教导者发出指令："请你把积木放好。"	
5. 教导者辅助孩子每次拿 1 块积木，轻轻放进盒子里，然后马上去拿下一块积木，以此类推，连续放 10 块积木。	● 在孩子放积木的过程中，如果孩子走神（停顿超过 2 秒钟），教导者轻轻拍孩子的手臂并提示"继续"。如果孩子未回到任务中，教导者手把手辅助孩子放积木。当孩子的注意力回到任务中时，教导者收回辅助，让孩子继续自己做任务。 ● 如果孩子在做任务的过程中出现玩积木的行为，教导者及时阻挡，并提醒孩子"继续放积木"。如果孩子还是玩，教导者轻轻推孩子的手或手把手辅助孩子放积木。当孩子回到任务中时，教导者收回辅助，让孩子继续自己做任务。
6. 当孩子把所有的积木都放进盒子里后，教导者马上夸奖孩子："真棒，你把所有的积木都放好了！"同时给予强化。	
7. 教导者记录数据。	● 如果强化物是食物，等待孩子吃完食物（口腔清空）；如果强化物是玩具，让孩子玩 10 秒钟后收回。
8. 重复步骤 2~7。	

数据记录

- 辅助次数：在执行任务的过程中，教导者提醒（提供辅助）的总次数。

- 正确回合：孩子独立放完全部积木，过程中教导者未因任何原因（走神、不正确放积木等）给予任何辅助的回合，即辅助次数为 0 的回合。

- 正确回合百分比 $=\dfrac{独立完成的回合数}{总回合数}\times100\%$

- 为方便数据对比，以便于更好地跟踪训练进展，一个阶段内每次训练的任务数量与次数需保持相同。

表 34. 持续完成任务数据记录范例

回合	1	2	3	4	5	6
任务	放积木	放积木	套杯子	套杯子	套圈	套圈
辅助次数	3	0	2	1	4	3
辅助总次数	12					
正确回合百分比	17%（1/6）					

完成标准

- 连续两次训练（跨两天）的正确回合百分比在 80% 以上。

由于后续介入的活动一般会是熟悉度越来越低、难度越来越大的，孩子在接到新任务时，一般不会马上就做到"基本不需要提醒就独立完成"。所以，我们建议完成 3~4 个阶段训练后（每个阶段 2~3 个任务）结束本项训练。对于小龄或能力较弱的孩子，可以每个阶段只做 1 个任务，每次练习 6~8 次。

简单任务推荐

套圈

- 教学材料：彩虹套圈玩具。

- 任务说明：家长把套圈的套筒和圈圈放在桌面上，要求孩子把 10 个圈圈一一套到套筒上。

- 注意：每次只允许拿取一个圈。

套杯子

- 教学材料：10 个大小一样的塑料杯子。
- 任务说明：家长把 10 个杯子摆放在桌面上，指示孩子把在桌面上摆开的 10 个杯子一一叠放到一起。
- 难度一：杯口方向一致（全部朝上或朝下）。
- 难度二：杯口方向不一致（一半朝上，另一半朝下）。在介入这个阶段前，确认孩子有翻转杯子的能力。

插棒

- 教学材料：儿童插棒玩具。
- 任务说明：家长将插板上的插棒零散摆放在桌面上，让孩子把在桌面上的 10 个或以上数量的插棒一一插到插板上。
- 难度一：不要求颜色对齐，甚至可以不要求插成一排，只需要插到插板上就可以。
- 难度二：要求孩子按颜色插插棒。

投币

- 教学材料：儿童投币玩具。
- 任务说明：家长将硬币和储蓄罐呈现在桌面上，让孩子把桌面上的 10 个硬币一一放到储蓄罐里。

手抓拼板

- 教学材料：手抓拼板（8~12 块）。
- 任务说明：家长将拼板和拼块分开放在桌面上，要求孩子逐一将拼块放到拼板上。
- 注意：选择的拼板是孩子已经可以独立完成的，而不是孩子正在学习中的。

插蘑菇钉

- 教学材料：儿童蘑菇钉玩具。
- 任务说明：家长将插板和蘑菇钉放在桌面上（蘑菇钉放在容器中），要求孩子将蘑菇钉一一插到蘑菇板上（只要求插上蘑菇钉，不要求对照图案和颜色）。
- 任务变形：家长将插有蘑菇钉的插板放在桌面上，要求孩子将插板上的蘑菇钉一一拔出来放在盒子里。
- 注意：这个任务要求孩子已经具备插蘑菇钉的能力，但可以不需要特别精熟。

插雪花片

- 教学材料：雪花片玩具（10~20 片）。
- 任务说明：家长将雪花片放在桌面上，要求孩子将雪花片两两拼插在一起。
- 任务变形：家长将两两拼插的 5~10 组雪花片放在桌面上，要求孩子将雪花片逐一拆开并放回盒子里。
- 注意：将雪花片拼插在一起对于精细动作的要求会比较高，任务难度比将拼插在一起的两个雪花片拆开要大一些。所以在布置任务时，注意在数量上要有所区别。比如，插雪花片要求完成 6 组，拆雪花片要求完成 10 组。

搭乐高积木

- 教学材料：乐高积木（相同形状大小）。
- 任务说明：家长将 10 块相同形状大小的乐高积木放在桌面上，要求孩子将积木一一往上搭。

拧螺丝

- 教学材料：儿童螺丝玩具（含螺钉和螺帽）。
- 任务说明：家长将 5~8 组螺钉和螺帽拆开放在桌面上，要求孩子将螺帽一一拧上。
- 任务变形：家长将 5~8 组拧好的螺钉和螺帽放在桌面上，要求孩子将螺帽一一拧下，并收到盒子里。

穿珠子

- 教学材料：儿童串珠玩具。
- 任务说明：家长将串绳和 8~10 个珠子放在桌面上，要求孩子将珠子一一穿到绳子上。

盖印章

- 教学材料：儿童印章、印有方格（比印章略大一些）的纸。
- 任务说明：家长将有格子的纸张和印章放在桌面，要求孩子按顺序在给出的 8~10 个格子中一一盖上印章。
- 先备技能：(1) 有盖印章的精细能力；(2) 有在空格内盖印章的意识；(3) 能依次按空格盖印章。

夹夹子

- 教学材料：夹子、塑料盒子（硬纸板）。

●任务说明：家长将塑料盒子和10个夹子放在桌面上，要求孩子将夹子一一夹在塑料盒子的边缘。

●注意：家长需要根据孩子的能力，包括精细能力、手指力度、手眼协调能力、双手协调能力来选择教具。针对能力较弱的孩子，建议选择中等大小且比较松的塑料夹子，要求孩子将夹子夹到塑料盒边。如果孩子的能力较好，家长可以选择比较紧的夹子，比如燕尾夹，并且要求孩子将夹子夹到硬纸板上（需要双手协调能力）。

课题 11　轮流

　　轮流，顾名思义指的是一群人按一定的顺序规则一个一个地来做任务或活动。所以，轮流是在与他人互动的时候才会使用到的一个技能，是一个基础的社交游戏技能。形式上讲，轮流由等待和执行两部分的行为组成。比如，玩格子棋的时候，在轮到他人的时候，小朋友需要等待他人完成走棋子的动作，而在轮到自己的时候，他需要完成掷骰子和走棋子的任务。

　　影响孩子轮流的主要因素并不在于孩子是不是会玩游戏，比如，孩子认识骰子，会按骰子的数字走棋子，但未必能在游戏中正确地和他人轮流玩。很多人认为孩子做不到轮流是因为孩子不懂游戏规则，其实这只是其中的一个原因。对于特殊孩子而言，更重要的影响因素在于孩子的等待能力和持续观察能力。等待能力指的是当他人在玩的时候，孩子是不是可以不去碰玩具。比如，我们和孩子玩套圈的游戏，如果套圈是孩子特别偏好的一个活动，就容易出现孩子抢着去拿圈圈的情况。持续观察能力影响孩子的执行行为，如果活动本身并不是孩子感兴趣的，当他人在玩的时候，孩子的注意力就会转移，从而无法主动意识到轮到自己了。

　　在准备行为训练阶段教导轮流其实并不涉及游戏本身，其重点在于借助轮流的形式来帮助儿童提高参与活动的持续度。这一持续度在课题 10 持续独立活动的基础上又增加了持续观察的技能要求。也就是说，在孩子不直接从事活动的时候，他的注意力仍然保持在活动中。教学从最简单的活动和最少的游戏人数（2 人）开始，随着任务复杂度的提高和游戏人数的增加，对孩子的持续观察的要求和时长也逐渐地提高。

训练一 两人轮流

目标行为

- 当教导者给出 1 个任务并说明规则后，孩子可以与教导者轮流做任务，直至最后完成全部任务。
- 目标行为 1（执行）：当教导者完成任务后，孩子在 2 秒钟内执行任务。
- 目标行为 2（等待）：孩子在完成任务后将手收回，不做任何拿或碰触教具的动作，直至教导者完成任务。

任务选择

- 孩子会操作的，可多次重复且动作简单的活动。

教导程序

表 35. 两人轮流的教导程序

步骤	说明
1. 教导者和孩子面对面坐在桌子两边。	
2. 教导者将任务材料呈现在桌面上。	
3. 教导者获取孩子注意力。	• 确保孩子与教导者有目光接触。
4. 教导者说明规则："我们来轮流【任务名称】，老师放一个，你放一个，你先放（老师先放）。"	• 教导者在说明规则时，要求孩子是安坐状态，不可以碰触任务材料。 • 每次训练时随机决定谁先来。 • 不需要纠结孩子是否能听懂规则。
5. 在教导者操作时，辅助孩子安静地等待。	• 教导者执行任务的速度不要过快，一般以正常速度完成。如果孩子的等待能力较弱，教导者需要刻意放慢动作，延长孩子等待的时间。 • 每次教导者操作的速度可以不完全一致，可或快或慢。
6. 在教导者完成操作步骤后，教导者辅助孩子执行任务。	
7. 重复步骤 6~7，直至完成任务。	
8. 教导者马上夸奖孩子，并给予强化。	• 夸奖时需要具体说明完成的任务，如"真棒！我们轮流把积木收好了！"

（续表）

步骤	说明
9. 教导者记录数据。	• 如果强化物是食物，等待孩子吃完食物（口腔清空）；如果强化物是玩具，让孩子玩 8~10 秒钟后收回。
10. 重复以上步骤 2~9。	• 每次训练重复任务 6~8 次。

辅助与辅助渐褪

因为选择的任务是孩子会的，所以在执行过程中，我们不需要辅助孩子去做任务，只需要辅助"等待"和"执行"这两个动作。

表 36.　两人轮流的辅助与辅助渐褪说明

目标行为	辅助说明
等待	• **全辅助：肢体+口语** 当孩子完成动作时，教导者马上给予口语提示"等一等"，同时肢体辅助孩子把手放好，然后教导者在操作的过程中时不时地抽出手来轻轻压着孩子的手。 • **辅助渐褪：渐进式引导+时间延迟** 先撤除口语提示，再撤除肢体辅助。 时间延迟：在孩子完成动作时，教导者先观察孩子的下一个动作倾向是去拿任务材料还是把手放好，根据孩子的反应来决定是否提供辅助。延迟以尽量保证孩子不出现去拿材料的动作为准。 如果在训练中，经常发现孩子出现错误动作，然后再由教导者阻挡纠正的情况，那么孩子就无法形成做完任务就等待的反应。 渐进式引导：教导者减少阻挡时手所用的力度，并随着孩子的动作而变化力度。如果孩子没有出现要去拿的动作，教导者手上不用力；一旦孩子出现动作，教导者马上增加手部的力度，帮助孩子保持手不动等待的状态。 当孩子能独立全程等待，教导者的手不再放在孩子手上，先放到旁边，最终完全移除。
执行	• **全辅助：肢体+口语** 当教导者完成动作时，以教导者收回手或物品到位（如积木进入瓶子）为标准，作为孩子可以启动的时间点，教导者轻推孩子的手臂，同时给予口语提示"到你了"。在使用全辅助帮助孩子等待的阶段，教导者在完成动作时，以正常速度收回阻挡孩子的手。 • **辅助渐褪：时间延迟** 先撤除口语提示，再撤除肢体辅助。 时间延迟：教导者完成动作后，先观察孩子是否会主动去执行任务，如果等待 2 秒钟后孩子还没有执行，教导者提供辅助。 如果孩子拿起任务材料后把玩而不是去做任务，教导者马上阻挡孩子的动作，引导孩子去做任务（辅助完成全部动作或辅助起始动作），这时可以给予口头反馈"不要玩【物品名称】，【动作指令】"（如"不要玩积木，放进去"）。

数据记录

分别记录等待和执行两个反应：

- 正确等待：孩子在完成任务后收回手，没有去拿任务材料，不需要按其他训练的标准做到完全把手放好。

- 错误等待：孩子在完成任务后，直接去拿任务材料（准备做下一步动作），或者在教导者的辅助下收回手。

- 正确执行：孩子在教导者完成任务后2秒钟内启动，并独立完成任务步骤。

- 错误执行：孩子在教导者完成任务后未启动任务，在教导者提醒下去完成任务步骤。

- 正确等待百分比 $= \dfrac{\text{所有回合正确等待的总次数}}{\text{总机会数}} \times 100\%$

- 正确执行百分比 $= \dfrac{\text{所有回合正确执行的总次数}}{\text{总机会数}} \times 100\%$

- 正确回合百分比 $= \dfrac{\text{全部独立完成等待和执行的回合数}}{\text{总回合数}} \times 100\%$

以轮流放积木为例，孩子和教导者每个回合共需要放12块积木，每人6块，即每个回合的机会数为6次。每次训练进行5个回合的练习，总机会数为30次。

表37. 两人轮流的数据记录范例

回合	1	2	3	4	5	总计
机会数	6	6	6	6	6	30
正确等待次数	0	1	3	3	6	11
正确执行次数	3	3	5	4	6	21
正确回合	0	0	0	0	1	1
正确等待百分比	37%（11/30）					
正确执行百分比	70%（21/30）					
正确回合百分比	20%（1/5）					

完成标准

- 连续两次训练（跨两天）的正确回合百分比达到80%以上，当前阶段的训练完成，介入下一个活动。

- 在教导4~5个活动后，可结束本项训练。

简单任务推荐

收积木

- 教学材料：正方形积木块 20 块，小盒子/罐子 1 个。
- 任务说明：每人每次拿一块积木放进罐子里，轮流操作直至放完所有积木。

套圈

- 教学材料：常见的套圈玩具，20 个圈圈。
- 任务说明：每人每次套一个圈，轮流操作直至套完所有圈圈。

套杯

- 教学材料：一样大小的塑料杯子或一次性杯子 20 个。
- 任务说明：每人每次套一个杯子，轮流操作直至将所有杯子套到一起。

插棒

- 教学材料：儿童插棒玩具，插棒 20 根。
- 任务说明：每人每次将一根小木棒插到底板上，轮流操作直至插完全部的小木棒。

投币

- 教学材料：储蓄罐玩具、塑料硬币 20 枚。
- 任务说明：每人每次放一个硬币，轮流操作直至放完所有硬币。

拼板

- 教学材料：儿童手抓拼板（拼块数量在 8 块以上）。
- 任务说明：每人每次放一块拼块，轮流操作直至拼完整幅拼板。

训练二 三人轮流

目标行为

• 当教导者给出 1 个任务并说明规则，孩子可以与教导者，以及另外一位游戏者轮流做任务，直至最后完成全部任务。

• 目标行为 1（执行）：当前序玩家完成任务后，孩子在 2 秒内执行并独立完成任务。

• 目标行为 2（等待）：孩子在完成动作后将手收回，不做任何拿或碰触教具的动作，直至前序玩家完成任务。

任务选择

• 与训练一相同，材料数量增加到 20 个以上，以每人轮到 6~8 次为宜。

教导程序

表 38. 三人轮流的教导程序

步骤	说明
1. 教导者和孩子围坐在桌子边。	• 尽量不出现两人一边，另一人一边面对面坐的状态。
2. 教导者将任务材料呈现在桌面上。	
3. 教导者获取孩子注意力。	• 确保孩子与教导者有目光接触。
4. 教导者说明规则："我们来轮流放积木，每人放一个，老师放完到××（手指着××），××放完到你（手指着学生）。"	• 教导者在说明规则时要求孩子手放好，不可以碰触任务材料。 • 每次训练随机决定谁先来。 • 不需要纠结孩子是否能听懂规则。
5. 在其他游戏者（包括教导者）操作时，教导者辅助孩子安静地等待。	• 在每一位游戏者完成时，教导者可以自然地说："××放完了，现在到××了。"
6. 在前序游戏者完成操作步骤后，教导者提醒孩子执行任务。	
7. 重复步骤 6~7，直至完成任务。	
8. 教导者马上夸奖孩子，并给予强化。	• 夸奖时需要具体说明完成的任务，如"真棒！我们轮流把积木收好了！"

步骤	说明
9. 教导者记录数据。	• 如果强化物是食物，等待孩子吃完食物（口腔清空）；如果强化物是玩具，让孩子玩 8~10 秒钟后收回。
10. 重复以上步骤 2~9。	• 每次训练重复任务 6~8 次。

辅助与辅助渐褪

在完成两人轮流的训练后，孩子已经具备了等待和执行的能力，但可能只会等待一个人。也就是当一位游戏者完成后，他就会执行。所以在进行三人轮流时，孩子会出现当非前序玩家完成任务时错误执行和当前序玩家完成任务时未执行两种情况，所以教导者只需要在这两个时间点提供辅助。辅助方法与训练一的相同。

数据记录

• 与训练一的数据记录相同。

完成标准

• 连续两次训练（跨两天）的正确回合百分比达到 80% 以上，当前阶段的训练完成，介入下一个活动。

• 在教导 4~5 个活动后，可结束本项训练。

• 在介入过程中，换不同的游戏玩家展开训练。

课题 12　正确玩玩具——以有声书为例

玩玩具的意义并不仅在其娱乐性，更重要的是它对儿童发育所带来的一系列影响。儿童玩玩具有助于刺激自身感官系统的发展。色彩鲜明的玩具带给孩子视觉上的刺激，声光类玩具带给孩子视觉和听觉上的刺激，不同材质的玩具带给孩子触觉上的不同感受，操控类玩具帮助孩子建立最基础的手眼协调能力。除此之外，玩玩具还有益于儿童语言和社交能力的发展，以及情绪的表达与发泄。

孩子不玩玩具或不会正确玩玩具的原因各不相同。有的孩子是因为兴趣局限，比如只喜欢玩"转轮子"的玩具，所以对没有这一功能的玩具不感兴趣，或者拿到有可以转动部件的玩具只"转轮子"。孩子因为不感兴趣，所以也不会正确玩玩具。有的孩子是因为认知能力较弱，所以无法建立操控动作与结果之间的关联，比如，按键后某个玩具部件会弹出或发出声音。对于因为这两种原因不会正确玩玩具的孩子，通过教导可以帮助他们拓展玩玩具的方式。在孩子熟练掌握了操控技能后，可能在未来发展出更多玩玩具的行为。

有的孩子无法正确玩玩具是因为他们的精细能力不足，比如，手指无力或双手无法协调（比如拧螺丝帽）。也有一些孩子不喜欢玩玩具是因为害怕玩具带来的不可知性，比如，对声音过敏的孩子会害怕玩具突然发出的声响，触觉敏感的孩子会抵触表面粗糙或带刺的玩具。针对这类孩子，我们需要根据孩子的问题所在先开展其他针对性的训练，而不是直接在玩玩具中教学。

本课题中介绍的程序仅针对小龄且不会最基础的玩具操控（1 岁儿童玩具）的儿童，这类儿童是单纯不会玩玩具，而不是因为能力受限或其他原因不玩玩具。由于儿童玩具的种类繁多，每种玩具都有不同的玩法，我们无法在一个课题或一篇文章中一一介绍。本课题仅以有声书为例，介绍如何帮助孩子建立正确玩玩具的技能。

训练一　教孩子正确看有声书

目标行为

孩子看有声书最主要的两个动作包括按键和翻页。

•按键：当教导者发出指令"按一按"时，孩子能独立用手指按图书上特定的位置，图书发出声音（比如按小狗的图案，图书发出"汪汪"的声音）。

•翻页：当教导者发出"翻一页"的指令时，孩子能独立翻一页。

以上两个动作，教导者都可以在起始动作上给予辅助，让孩子明白要去做什么，只要孩子接着独立完成，即可视为正确反应。

教导程序

表 39．正确看有声书的教导程序

步骤	说明
1. 教导者和孩子面对面坐在桌子两边。	
2. 教导者获取孩子注意力。	•确保孩子与教导者有目光接触。
3. 教导者将书放在孩子面前，同时发出指令："我们来看书吧。"	
4. 教导者辅助孩子翻开书的第一页。	
5. 教导者指着书上的内容做简单的讲解，然后给予指令，辅助孩子做出正确的动作。	•教导者可以根据孩子选择的内容给出指令，比如孩子的手正指着小猫，那么教导者就讲解小猫。 •比如指着小猫说："看，这是小猫，小猫怎么叫的呀？按一按。"然后辅助孩子去按特定的按键位置。
6. 孩子正确按键后图书发出"喵喵"的声音，教导者给予反馈："对呀，小猫是喵喵叫的。"并记录数据。	•如果同一页上有多个内容，教导者可重复步骤 5 和步骤 6，但不需要按顺序把同一页上的内容都讲完。
7. 教导者发出指令："我们看下一页吧，你翻一页。"	
8. 教导者辅助孩子翻下一页。	•如果孩子要翻多页，阻挡孩子的动作，告诉孩子"只翻一页"，并增加辅助力度。

步骤	说明
9. 当孩子翻到下一页时，教导者夸奖孩子："哇，你翻到下一页啦。"然后重复步骤 5 和步骤 6。	
10. 以此类推，直到读完整本有声书，教导者马上夸奖孩子"我们读完啦!"，然后给予强化。	• 如果孩子喜欢有声书，教导者不需要再额外给予强化，可以让孩子自己看（玩）一会儿书（同一本或其他有声书）。 • 如果孩子对有声书不是很感兴趣，教导者可给予孩子其他强化物（食物或玩具）。 • 每次训练每个动作练习 10 次以上。

辅助与辅助渐褪

- 肢体辅助：教导者手把手地帮助孩子完成完整的动作。
- 辅助渐褪：从多到少地撤除辅助。教导者辅助孩子做出动作→辅助孩子做出一半的动作（剩下的动作由孩子独立完成）→辅助起始动作→无辅助。

数据记录

- 正确反应：孩子在听到指令后独立完成动作。
- 错误反应：孩子在听到指令后未能独立完成动作，之后在教导者的辅助下完成。
- 自发正确反应：孩子在玩的过程中，在教导者未发出指令时独立做出目标动作。
- 正确反应（按键/翻书）百分比 $= \dfrac{\text{正确反应的次数}}{\text{总指令数}} \times 100\%$
- 自发反应（按键/翻书）总次数为在未有指令时孩子做出的所有目标动作次数的总和。

完成标准

- 连续两次训练（跨两天）的正确反应百分比达到 80% 以上。
- 自发正确反应不作为项目完成的标准，但可以作为我们判断孩子玩玩具的精熟度的一个参考标准。

训练二　提高孩子自发地正确看有声书的频率

　　本训练的目的是提高孩子在独立玩玩具时自发使用正确方式的次数。在训练一中，我们已经教会了孩子怎么正确玩玩具，但孩子未必会主动去使用正确方式。所以，我们可以通过给予提示和额外强化的方式来提高孩子正确玩玩具的频率。

　　注意，我们教会孩子正确操作玩具并不是让孩子仅以刻板固定的方式来玩玩具，所以在训练的过程中不要阻止孩子自己的"创意"行为，即使孩子的某些动作在我们看来很"无聊"或"愚蠢"。仅在孩子的行为特别不恰当时，比如孩子在玩有声书的时候想要撕书本，我们才予以阻止。

教导程序

表 40. 提高孩子自发地正确看有声书频率的教导程序

步骤	说明
1. 教导者和孩子坐在一起。	在自然环境中展开，不使用桌子。
2. 教导者给孩子一本有声书，对孩子说："我们来看会儿书吧。"	• 孩子身边不要放置其他他感兴趣的玩具，确保孩子能玩一会儿教导者给的有声书。
3. 教导者让孩子自己玩。	
4. 在 20 秒钟内，如果孩子没有出现任何正确"按键"的动作，教导者给予提示。	• 口语提示："听听小猫怎么叫的呀？按一按。" • 手势提示：手指着按键的位置。
5. 在 1 分钟内，如果孩子没有出现翻页的动作，教导者给予提示。	• 口语提示："我们翻下一页看看?" • 手势提示：教导者手指着书右侧翻口的位置。 • 肢体辅助：教导者拉着孩子的手放到书的右侧翻口位置（翻书的起始动作）。
6. 教导者在正确行为发生时记录数据。	• 包括自发正确反应和辅助下正确反应。
7. 当自发按键反应发生 10 次，或看书时间达到 5 分钟时，活动结束。	

数据记录

- 孩子自发按键的次数/孩子在提示下按键的次数。
- 孩子自发正确翻书的次数/孩子在提示下正确翻书的次数。

完成标准

因为玩玩具是根据孩子的兴趣而展开的一个活动，所以我们不为本项训练设置特定的完成标准。只要孩子在玩的过程中出现自发的正确反应，并且发生次数保持在一个平稳的水平，我们就可以认为孩子至少是会玩这个玩具的。在孩子独立玩玩具的时候，我们需要给予孩子自主选择的权利，他可以按自己喜欢的方式玩，也可以按我们所认为的正确方式玩。

图书在版编目（CIP）数据

孤独症儿童早期干预准备行为训练指导 / 朱璟等著. -- 北京：华夏出版社有限公司，2023.8

ISBN 978-7-5222-0461-1

Ⅰ. ①孤… Ⅱ. ①朱… Ⅲ. ①小儿疾病－孤独症－康复训练

Ⅳ. ①R749.940.9

中国国家版本馆 CIP 数据核字（2023）第 012906 号

孤独症儿童早期干预准备行为训练指导

作　　　者	朱　璟　邓晓蕾　胡志芬
	廖庆文　魏旭林　张芳萍
策划编辑	刘　娲
责任编辑	李亚飞
出版发行	华夏出版社有限公司
经　　销	新华书店
印　　装	三河市少明印务有限公司
版　　次	2023 年 8 月北京第 1 版
	2023 年 8 月北京第 1 次印刷
开　　本	789×1092　1/16 开
印　　张	9
字　　数	171 千字
定　　价	49.00 元

华夏出版社有限公司　地址：北京市东直门外香河园北里 4 号　　邮编：100028

网址：www.hxph.com.cn　　电话：（010）64663331（转）

若发现本版图书有印装质量问题，请与我社营销中心联系调换。